MES PROPHÉTIES

(Autres que celles qui ont paru en 1876)

RÉVÉLATIONS PROPHÉTIQUES

Imprimées en 1843, à Caen

PAR

M. ARSÈNE LAINÉ DE NÉEL

De Mesnil-Hubert-sur-Orne

Ornées du portrait de l'auteur

10452

Prix : 1 franc

BELLÊME

IMPRIMERIE DE E. GINOUX

1881

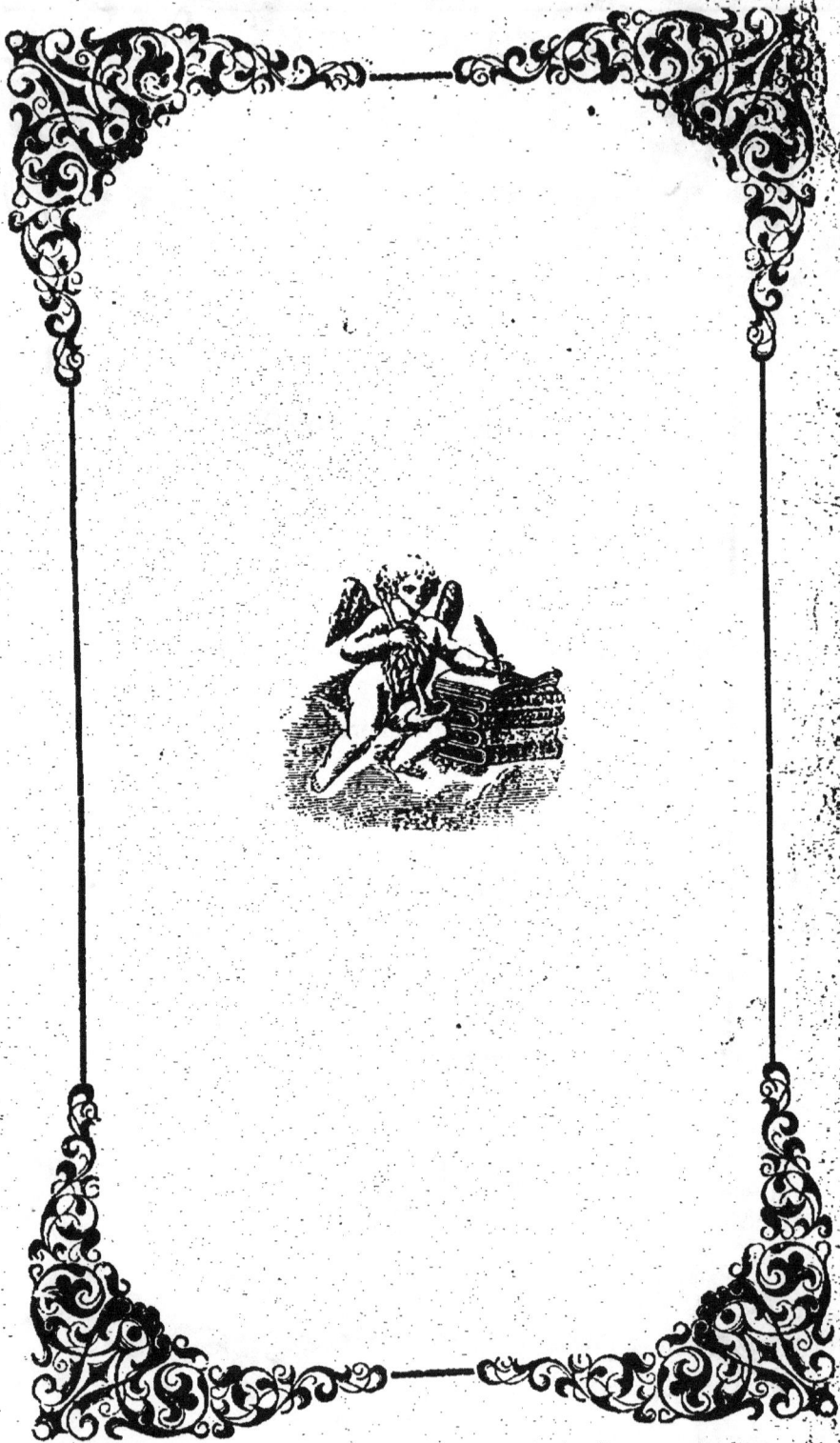

MES PROPHÉTIES

(Autres que celles qui ont paru en 1876)

RÉVÉLATIONS PROPHÉTIQUES

Imprimées en 1843, à Caen

PAR

M. ARSÈNE LAINÉ DE NÉEL

De Mesnil-Hubert-sur-Orne

Ornées du portrait de l'auteur.

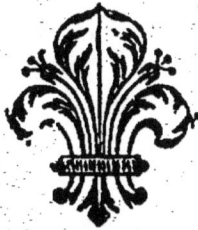

Prix : 1 franc

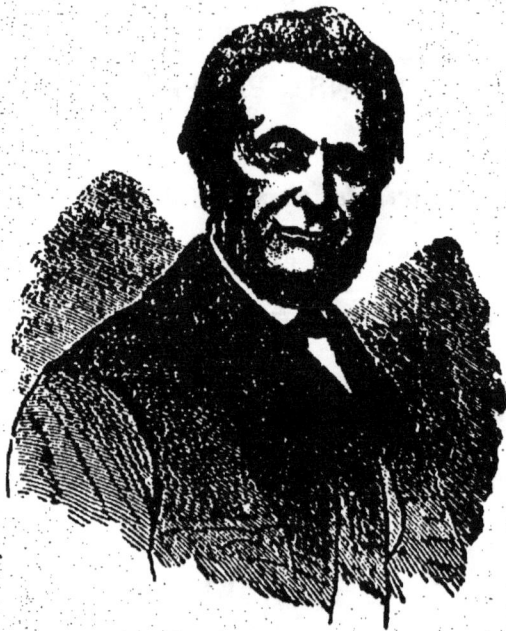

Je consacre ma faible plume pour la gloire de Dieu et le bonheur de son peuple. Puissent mes désirs et mes efforts se rencontrer dans les mêmes voies que les desseins de la Providence, pour le bonheur et le salut de la France.

Vive la liberté des peuples! A bas l'esclavage!!!

LAINÉ DE NÉEL

DISCOURS PRÉLIMINAIRE

Amis lecteurs et chers compatriotes,

Je vous dirai que je crois vous être agréable en publiant mes idées prophétiques et réflexions à ce sujet, et j'y joins des révélations prophétiques faites en 1843 et imprimées à Caen en 1843 ; et on voit que ces révélations sont rédigées avant les deux chutes des gouvernements bâtards qui ont les uns après les autres ruiné la France et son peuple. Vive la liberté des peuples ! ! et à bas ceux qui tenteraient de lui donner des fers ! ! ! On verra que c'est le doigt de Dieu qui conduit et dirige tout ici-bas ; afin que sa volonté soit faite, une nuée épaisse le couvrira, ses ennemis prendront la fuite, et en se sauvant, s'écriront : « O mon Dieu, c'est lui ! » Jamais la terre et l'univers n'ont vu ce qui doit arriver. Oui, le monde marche dans la voie du mal pour une de ces deux causes : ou parce qu'il ne connaît pas la voie de Dieu, ou parce qu'il n'a pas la volonté de la suivre. Jamais le monde n'est resté sans lumière, sans un phare certain pour lui indiquer la voie de la vertu, qui conduit à celle de la vie éternelle, et si nous pouvions par nos faibles lumières lui faire entrevoir qu'il marche dans une autre voie que celle qui conduit l'homme à la vertu.

Maintenant, que le monde réfléchisse, s'il veut éviter ce qui doit arriver. En attendant qu'il revienne de son erreur, je suis avec le plus profond respect, de mes compatriotes, leur tout dévoué serviteur et ami.

LAINÉ DE NÉEL

Village de Lozier, ce 20 Novembre 1877.

P. S. — Quant à moi, je me soumets à la volonté du Seigneur ; ce que Dieu fait est bien ; enfin, j'espère trouver un adoucissement à mes peines dans cette pensée consolante que m'inspire notre religion ; c'est Dieu qui le veut ! Ainsi, que sa volonté soit faite et non la mienne ! En attendant que je me retrouve un jour dans le ciel avec mes chers parents , qui m'y ont précédé avec le signe de la foi ; car je crois à l'immortalité de l'âme, tel que je l'ai définie dans mon idée philosophique de l'âme et définition de l'homme après la mort.

Nota. — Le manuscrit est à l'imprimerie de M. Mathieu, à Mortain ; depuis 1878 qu'ils impriment pour moi ; et tant qu'aux dates qui sont dans cet ouvrage on doit y ajouter foi, car elles sont positivement du jour que je les ai rédigées. Et je dirai encore qu'après la chute de l'Empire je fus de suite à l'imprimerie de M. Lenfant à qui j'avais remis un ouvrage rédigé sur Napoléon III et les empereurs romains, je dis à M. Lenfant : Vous n'avez pas voulu me croire quand je vous disais d'imprimer cet ouvage que Napoléon allait tomber et que la République le remplacerait ! Vous n'avez pas voulu me croire et il est tombé cinq ans après que je l'ai eu écrit ; et que je vous le répétais toutes les fois que je venais ici. Il en fut de même d'une réflexion prophétique que je leur portais pour imprimer ; il me dit que c'était après la chute de l'Empire que je l'avais faite, eh bien je vous apporterai la preuve du contraire ; et quand je leur ai eu apporté mon manuscrit, ils ont reconnu la vérité de mon annonce ! ! !

DE NÉEL

Ce 10 Septembre 1880.

RÉFLEXION PROPHÉTIQUE SUR LES SOUVERAINS

Oh ! ne croyez pas, despotes européens, que vos

règnes soient éternels ! Pensez, tyrans que vous êtes, que Dieu seul est éternel ! Pensez aussi que si le ciel est quelquefois lent à vous punir, vos châtiments n'en seront que plus terribles. Tuez, tyrans, et pensez que le sang qui coule enfante des combattants ! Oui, nous le disons toujours, tous ces soldats sacrifient leur vie non pas pour leur liberté, mais pour enchaîner celle des auteurs de leurs jours. Oui, tôt ou tard les armes de vos soldats viendront s'émousser contre le bouclier de la liberté !

DE NÉEL

Ce 28 mai 1851.

(Extrait de mes prophéties en manuscrit).

AUTRE RÉFLEXION EUROPÉENNE

Oui, heure ou tard l'Europe sera noyée dans son sang. Enfin, on pourrait dire et prédire que l'Europe est finie. Oui, malheureusement elle passera par bien des étamines, car elle supportera des guerres et des révolutions qui finiront par la précipiter d'un abîme dans l'autre jusque dans le fond d'un gouffre où tout disparaîtra excepté le mal, et par la suite, elle retombera en barbarie. Voilà le résultat qu'on doit attendre d'un parti révolutionnaire, car on doit bien savoir que son char ne s'arrêtera que lorsqu'il ne trouvera plus rien à broyer sous ses roues. Ainsi, il roulera jusqu'au fond de l'abîme, et engloutira voyageurs et conducteurs. Enfin, je crois qu'il est impossible d'arrêter le char des révolutions et il ne doit donc s'arrêter, oui, il ne s'arrêtera qu'au fond de l'abîme.

Que de repentir pour ceux qui seront la cause de la destruction de l'ordre qui règne en Europe, s'ils survivaient à un pareil désastre.

DE NÉEL

Ce 3 juin 1851.

(Extrait de mes manuscrits).

UNE CHUTE PRÉDITE PAR L'AUTEUR

Ayant consulté mes tarots dans le 10ᵉ paquet qui a du rapport au gouvernement, le tarot n° 19 est venu renversé ; ce qui prédit catastrophe et captivité. Ce tarot vint dans ce sens également, lorsque Napoléon 1ᵉʳ fut conduit à Sᵗ-Hélène.

DE NÉEL

Ce 28 Avril 1859.

A voir ce qui se passe dans le monde, on croirait que l'esprit de Satan est incarné dans la la nature humaine et qu'il la dirige.

RÉFLEXION PROPHÉTIQUE
SUR LE VAISSEAU DE L'ETAT QUI EST TOUJOURS SUR UNE MER ORAGEUSE

Ami lecteur, nous devons penser d'après ce qui nous est arrivé que la Providence déjoue et renverse les desseins des mortels ; elle connaît mieux que nous le pilote qu'il nous faut pour éviter un second naufrage au vaisseau de l'Etat. Des brigands de corsaires l'ont attaqué et ont volé une partie de sa cargaison ; et ces hommes rapaces l'ont démâté. Il faut non-seulement un bon pilote pour le diriger, mais il faut encore de bons ouvriers pour le rétablir, afin qu'il puisse naviguer et aborder au port, car il se trouve lancé sur une mer en furie, et si l'équipage ne s'entend pas et n'est pas d'accord, le vaisseau courra risque de se perdre. Ayons foi en Dieu, il nous donnera, il faut l'espérer, un génie capable de le diriger et de le sauver de ceux qui espèrent pouvoir encore s'en emparer pour pouvoir encore voler le reste de sa cargaison et ne laisser à ce pauvre navire que la carcasse. Et ce génie sera un bon pilote, car il sera le réparateur et le sauveur de ce vaisseau ; il sera aussi bon conciliateur, bon pacificateur, bon législateur, clément et généreux. Il rétablira l'ordre en foulant l'anarchie aux pieds, il pacifiera l'Europe et fera respecter la France (quoique dans ce moment elle soit toute délabrée et agonisante) qui, sous son règne, se réveillera de son assoupissement ; cette reine du monde qui depuis 1830, n'a eu que des gouvernements bâtards qui l'ont précipitée dans l'abîme les uns après les autres, et que les hordes barbares et la trahison ont plongée dans la ruine et la misère, qui était, avant ses revers, la plus galante, la plus civilisée, la plus brave et la plus généreuse de l'univers, et qui aussi avait la plus d'humanité. Nous devons penser que Dieu ne l'abandonnera pas et qu'il aura enfin pitié de son malheureux sort et qu'il déjouera les desseins de ses ennemis et qu'il la fera sortir victorieuse des luttes futures, et elle triomphera d'eux en arborant l'étendard sacré de la liberté, ce brillant drapeau de la couleur de ce beau panache qu'on ne cessait de voir au champ d'honneur. Oui, ma chère patrie triomphera de ses mortels ennemis, et pour elle Dieu tient toujours en réserve les dons les plus précieux pour son avenir ! La Providence veille sur elle ; la gloire lui est réservée ; je puis assurer mon lecteur que si elle revient de son erreur et qu'elle marche dans la ligne droite, qu'un jour à venir elle reprendrait son rang, et qu'elle aurait une brillante destinée sous celui que la Providence lui réserve. Vive la France, vive la religion et le grand monarque que Dieu lui garde !

DE NÉEL

Village de Lozier, ce 12 Juin 1871.

P. S. — La France fera alliance avec l'une des grandes puissances de l'Europe, et toutes deux, elles seront les arbitres des destinées futures.

PENSÉE POLITIQUE DE L'AUTEUR

Ainsi, mes chers compatriotes, si vous persistez à

ne point vouloir revenir au parti légitimiste, représenté par M. HENRI DE BOURBON, dont, j'en ai la conviction, le règne serait heureux et serait la base fondamentale de l'avenir et du bonheur de la nation française et du calme qui serait rétabli en Europe. Oui, je vous le dis, son gouvernement rétablirait l'équilibre dans la balance politique de l'Europe. Eh bien ! vous devez être éclairés par les malheurs que la patrie a éprouvés depuis qu'elle a quitté la ligne droite. Eh bien ! repoussez tous ceux qui chercheraient encore à vous surprendre et s'emparer du pouvoir souverain comme l'ont fait sous les autres règnes tous ceux qui ont succédé à celui de 1830. Et, ami lecteur, vous voyez quelle différence il y a entre eux et celui de la présidence de M. Thiers, ce génie qui aujourd'hui est admiré de l'Europe et de tous les souverains. Eh bien ! nous préférons le gouvernement de la République à tout autre, excepté à celui d'Henri V. Ainsi, de deux choses l'une, la République ou bien la légitimité. Eh bien ! si on ne reprend pas le principe de nos pères, rallions-nous tous à la République et vous ne refuserez pas de vous ranger sous la direction de ce digne homme, qui pour le moment est à la tête des destinées de la France, qu'il a pacifiée ; et le commerce, après un tel désastre, qui s'est passé au sein de la patrie déchue, incendiée et ensanglantée, va renaître, et les chefs d'atelier, de fabrique et d'usine pourront peut-être manquer d'ouvriers ; et ces derniers se réjouiront de voir refleurir le commerce, et toute la France doit en bénir l'auteur. Il faut espérer qu'enfin l'harmonie règnera et que tous les cœurs seront contents de voir la France débarrassée de toutes les entraves qui nuisent à sa prospérité comme à sa gloire ; quoiqu'elle ait été vaincue par la trahison d'hommes perfides, cette noble France renaîtra.

DE NÉEL.

Ce 11 Juillet 1871.

P. S. — Voilà ce qui a fait le malheur de la France : ce sont les partis politiques qui l'ont fait dérayer de sa ligne droite. Mais ces partis ont pris naissance dans le sang, et c'est dans le sang qu'ils succomberont, car il n'y aura pas de stabilité sans cette fin tragique.

IDÉES PROPHÉTIQUES DE L'AUTEUR

Voilà mes idées prophétiques sur la marche et l'avenir des peuples, qui vont grandement vers leur émancipation, et un jour à venir ils réduiront tous les trônes en poussière, car je leur prédis que l'abîme se creuse sous les pas de tous ces despotes et chez toutes les nations, et je leur prédis que sur les débris des états de ces despotes s'élèveront des Républiques qui après finiront comme ont fini ces souverains, et après les peuples retomberont dans l'esclavage ! ! ! Mais Dieu par-dessus tout.

DE NÉEL

Ce 28 Mai 1872.

RÉFLEXION PROPHÉTIQUE SUR LA PRUSSE

Quand je dis dans ma conclusion sur mon appel aux peuples, publié au mois de juillet 1871, que l'abîme se creuse dans cet empire ; oui ! Malheur, malheur, malheur lui est réservé, et je prévois que, sous peu de lustres, la Prusse, qui prétend dicter des lois à l'Europe, eh bien ! elle sera rayée du nombre des grandes puissances ! Et la France, comme je le dis dans ma notice sur Madame de Néel, en 1873, la France est assoupie, mais gare à son réveil ; et ses ennemis trembleront et tomberont à ses pieds au jour de sa force, et elle reculera ses limites !

DE NÉEL

Village de Lozier, ce 19 Juin 1874.

RÉFLEXION
SUR L'ESPRIT FRANÇAIS ET SUR L'IDÉE
DE CHANGEMENT

———

Amis lecteurs, et vous tous, de quelque opinion que vous soyiez, je vous dirai que comme moi vous savez que la paix et l'union font la force des empires ; et chez nous, l'esprit français est changeant, il n'y a pas de stabilité en lui ; l'idole qu'il a encensée le matin, il la brise le soir ; et il n'y a qu'un Napoléon qui soit capable de le gouverner. Ainsi, nous avons sa majesté Napoléon III, il faut de toute nécessité le sou enir et le garder si on ivent éviter de tomber dans l'abîme. L'étranger ne nous aime pas, s'il pouvait nous y précipiter, il n'aurait garde d'y manquer ; le passé doit nous servir d'expérience pour l'avenir. Ainsi, mes chers compatriotes, mettez-y de la bonne volonté, et tout ira bien, et vos désirs seront bientôt couronnés d'un plein succès. Telle est ma pensée.

DE NÉEL

Village de Lozier, ce 29 mai 1865.

.P. S. — Preuve que l'auteur a vu juste, puisque ces manuscrits ont été authentiquement écrits depuis 1865

———

MORALITÉ

———

Quand on démoralise un peuple, on est bien coupable, car c'est lui ouvrir le chemin qui conduit à l'abîme, et par là vous outragez ses droits pour l'aventurer dans les sentiers de l'iniquité ; et un peuple qui était fidèle avant sa démoralisation, par vos manières d'agir envers lui, vous avez insensiblement fait disparaître la religion et tous les bons principes qu'elle enseigne ; on ne peut donc s'étonner de tout ce qui en résulte. Oh ! qu'elle est exacte cette parole de la Vérité éternelle : *Celui qui n'est pas avec moi est contre moi.* Ce qui importe aux passions humaines, c'est de ne plus entendre la voix importune de la Vérité, qui leur dit : « Quand reviendrez-vous de votre erreur ? Ne voyez-vous pas que plus vous marchez, plus vous allez vers un abîme sans fond, prêt à vous engloutir ! Revenez vers l'Eglise, et pensez qu'elle a apporté au genre humain le bonheur véritable, mais à une condition, c'est que les vertus qu'elle commande seront pratiquées. Pensez que si les nations s'y refusent et quand elles s'abandonnent au désordre, vous avez l'expérience des fléaux (1) vengeurs qui leur arrivent et de ceux qui nous ont accablé depuis que nous avons abandonné la religion et les principes de nos pères. Hé ! le siècle du matérialisme révolutionnaire ne le voit-il pas ! Nous dirons aussi qu'on voit souvent l'orage épargner les roseaux débiles et renverser le cèdre majestueux ; ainsi, la fortune, sans arrêter ses regards sur les vulgaires humains, dirige souvent ses traits contre l'opulence et la grandeur ; c'est dans les palais surtout qu'elle élève les trophées de sa tyrannie de superbes mortels humiliés, des sceptres brisés, des trônes abattus, tels sont maintenant les jeux familiers de son caprice ; et si quelques douceurs se mêlent à ces tragiques événements, ce n'est souvent qu'un miel trompeur couvrant les bords d'une coupe funeste pour mieux faire avaler le fiel dont elle est remplie. L'histoire de notre siècle offre un tableau bien frappant de cette cruelle vérité.

DE NÉEL.

Ce 10 Mai 1872.

---

(1) J'écrivais en 1856 que le plus terrible des fléaux était prêt à tomber sur nous ! Car la France n'est plus que dans l'irréligion, l'orgueil, l'incrédulité, l'impureté, et plus elle va, plus elle marche dans les sentiers de l'iniquité, et enfin livrée à toutes sortes de vices. Si le peuple se prépare à la pénitence, ce qui est prédit sera arrêté, mais si on ne veut rien faire de ce qui est arrêté, et qu'on ne revienne pas vers la religion et les principes de nos pères, ce qui est prédit arrivera !

RÉFLEXION SUR LES RÉVOLUTIONNAIRES
De 1830 et de 1848

Nous commençons par vous dire, ami lecteur, que l'argent, ce nerf tout-puissant de l'amour et de la guerre, est le seul but des révolutionnaires qui égarent les peuples au nom de la liberté, de cette liberté qui est le bien le plus cher de la vie, et remarquez bien que tous ces faiseurs de beaux discours ne sont guidés que par leur ambition et le but de rapacité, car vous avez dû remarquer qu'après vous avoir induit en erreur, ils vous exploitent en exploitant le gouvernement. Malheureusement, dans les révolutions, il y a toujours trop de braves et honnêtes gens qui s'attachent à ces aventuriers souvent de basse condition, qui n'ont rien que leur vie à risquer et qui sont encore jaloux les uns des autres.

Nous dirons encore que l'impulsion funeste de ces intrigants ambitieux que le flot révolutionnaire porte souvent pour un instant au pouvoir et souvent aussi qu'ils ne sachent s'y maintenir qu'au prix d'un bouleversement, non-seulement dans l'Etat qu'ils exploitent à leur profit, mais encore un bouleversement général en Europe, car ils n'ont rien à perdre ; aussi saisissent-ils l'occasion favorable lorsqu'elle se présente, puisque ne risquant rien, ils ont au contraire tout à gagner.

DE NEEL

Village de Lozier, ce 3 Septembre 1848.

(Extrait de mes réflexions prophétiques sur la marche et l'avenir des peuples).

SUR LA MORALE DU PEUPLE FRANÇAIS

O Français, ô Français, ô malheureux Français, je t'en supplie au nom de ton Créateur, reviens donc enfin de ton erreur, car pense qu'en marchant ainsi tu creuses sous tes pas un abîme qui doit t'engloutir !

DE NÉEL

Ce 1ᵉʳ Octobre 1872

P. S. — Avec foi, ô mon Créateur, dans ta grâce, je dis paix, espoir et surtout confiance en ta miséricorde, oui, mon Créateur, ayez pitié de l'ouvrage de vos mains, et j'implore votre miséricorde sur le peuple français. A ma patrie, dévouement et fidélité.

LAINÉ DE NÉEL

RÉFLEXION AUTRE QUE CELLE QU'ON A LUE SUR LE VAISSEAU DE L'ETAT

Ami lecteur, il faut espérer pour lui que la Providence qui veille sur ce vaisseau lui enverra celui qu'elle lui réserve, pour être un bon pilote pour le guider et le gouverner, afin qu'il puisse échapper aux tempêtes et aux orages qui se forment sans cesse et grondent autour de lui, et qui ne tendent à chaque instant qu'à le faire engloutir par cette mer toujours en furie et très ora-geuse, qui est ballotté par les flots qui sont prêts à le faire disparaître de la surface ; et ce bon pilote, sous sa puissance, il échapperait au naufrage et aborderait au rivage, et tout serait sauvé !

Voilà ma pensée, maintenant, faites-en ce que vous voudrez, et vous en subirez les conséquences.

DE NÉEL

Village de Lozier, ce 25 Février 1874
(Extrait de mes réflexions prophétiques).

RÉFLEXION QUE L'HOMME A FAIT SUR SON AVENIR

Nous vous dirons, ami lecteur, que l'art de prédire

l'avenir est aussi ancien que le monde ; l'homme a voulu
d'abord savoir d'où il venait, où il allait et quel serait
son avenir et sa fin ! A ce sujet, l'homme a étudié et a
cherché par tous les moyens à pénétrer les secrets de
la Providence et surtout dans les corps célestes qui sont
répartis dans cet espace infini qu'on appelle le ciel et
qui agissent d'après la loi organique de cette nature qui
agit et fonctionne d'elle-même. Nul effet sans cause et
nulle cause sans effet ; voilà le Dieu ou la nature.

DE NÉEL

Ce 25 Juin 1876.

RÉFLEXION SUR LES SOUVERAINS

Qu'ils tremblent, ces rois, car ils se sont rendus bien
coupables envers leurs peuples, et il faudra qu'ils rendent un juste compte du sang innocent qu'ils ont fait
répandre, c'est pourquoi que la plus grande persécution
sera dirigée contre eux, car qu'ils pensent que leurs actions n'ont point été agréables à Dieu. Les prêtres aussi
auront leur tour, peut-être avant celui des souverains.
Ce qu'il y a de certain, c'est que le clergé français aura
un moment terrible à supporter ; et ce sont eux qui ont
attiré sur eux la haine du peuple, tel que je l'ai dit au
curé de la commune de Tourailles en 1853, qui dessert
aussi la Chapelle, en vendant la notice que feu mon
frère avait faite sur les antiquités de la Notre-Dame de
cette chapelle. Ceci pourra arriver à la chute du gouvernement du comte de Chambord, car je prédis qu'il
règnera. Voyez ce que je dis à ce sujet dans ma brochure sur la politique.

DE NÉEL

Ce 23 Mars 1877

RÉFLEXION SUR LES PEUPLES

Un jour à venir les peuples y verront clair, gare aux

oppresseurs de leur liberté ; ils n'ont plus de foi à la religion, et ceux qui en sont les auteurs par leur inconduite, au lieu de les édifier, qui les démoralisent, qu'ils s'apprêtent à subir tôt ou tard la plus terrible des persécutions.

DE NÉEL

Ce 3 Mars 1877.

Parole et prédiction d'après le voyage d'un pèlerin fait en 1850 en Terre Sainte, et qui a écrit jour par jour dans ces lieux témoins de la naissance et de la mort du sauveur du monde. Par ses écri s, il nous fait connaître que, pendant son séjour, Dieu fit des miracles, et qu'il eut des avertissements de sa part, comme il allait punir les peuples de l'Europe.

DE NÉEL

RÉFLEXION SUR LE PEUPLE
ET SUR LES AUTEURS DE SA DÉMORALISATION

A la vérité, les peuples sont bien démoralisés, et particulièrement celui de la France. Ce sont les gouvernements rapaces qui l'ont démoralisé, et les mauvais prêtres qui, au lieu d'édifier les peuples les ont, par leurs mauvaises actions, scandalisés en les démoralisant, et ils n'ont plus de foi à la religion ; et comme je le dis dans ma notice sur la maison de France, publiée en 1871, tous s'en ressentiront et ils en subiront tous les conséquences, car il ne s'agit pas de démoraliser une nation. Si vous lui faites perdre la foi, elle ne connaît plus de frein à ses passions et elle finit toujours par tomber dans l'abîme qu'elle a creusé sous ses pas en marchant dans les sentiers de l'iniquité.

DE NÉEL

Village de Lozier, ce 7 avril 1877.

RÉFLEXIONS PROPHÉTIQUES

Sur la Russie, sur la Pologne, sur la Grèce, sur la Turquie et sur la France qui doit y jouer un grand, un brillant et glorieux rôle.

———

Amis lecteurs, nous vous dirons que le 17 mars 1854, pendant la guerre de Crimée que j'écrivis que l'empereur de Russie serait vaincu et qu'il serait prisonnier à Paris, (voyez ce que je dis à ce sujet dans ma notice sur Madame de Néel, en 1873) et que son empire serait à peu près détruit, et qu'après viendrait la chute de Napoléon III et que la France éprouverait bien des adversités, et aujourd'hui, 6 août 1877, j'apprends que l'armée russe est en partie détruite par l'armée turque ; et après avoir supporté tous les fléaux dévastateurs, il était aussi prédit que la France, après avoir traversé une série d'évènements, serait la dominatrice de l'Europe et qu'elle rétablirait le royaume de Pologne et autres ; il est aussi prédit que la Russie serait rayée du nombre des grandes puissances ainsi que la Prusse, et que la Turquie embrasserait la religion du Christ, et que la Grèce suivra son exemple.

A cette époque, la France sera gouvernée par un élu de la Providence. Il était encore prédit qu'avant cette époque... hé quoi ! Assez, Seigneur, daignez épargner ma patrie, oui, Seigneur, daignez détourner votre colère et retirer votre bras vengeur.... Miséricorde, ô mon Créateur ! Hélas la plume tombe de la main et refuse d'écrire ce qu'elle doit encore subir, ce qu'il y a de certain, c'est qu'elle est désignée par Dieu pour remplir une grande mission, et comme je l'ai publié, il a de grands desseins sur elle.

Oui, les secrets de la Providence sont impénétrables ; elle se sert de la verge des païens (les Turcs) pour punir la Russie, et enfin de l'affaiblir et de la réduire pour que la France qu'elle désigne pour être l'exécutrice de ses volontés, puisse plus facilement et enfin rétablir le royaume de Pologne ; et après, il est prédit qu'elle convertira la Turquie et la Grèce et que tout l'Orient se rendra catholique romain et les restes du prophète Mahomet seront bouleversés et jetés aux quatre coins de l'univers. Ce que je viens d'écrire est extrait de mes réflexions prophétiques sur la marche et l'avenir des peuples.

LAINÉ DE NÉEL

Village de Lozier, ce 30 août 1877.

P. S. — Quand un empire doit s'écrouler, ses chefs ne voient plus rien dans son vrai jour, ils favorisent eux-mêmes les ennemis et ils semblent conspirer avec eux. Ils sont épris de l'abîme qui doit les engloutir et le vertige les y précipite avec une sorte d'amour et de déplorable joie.

RÉFLEXION SUR L'ARISTOCRATIE

Il y a trois sortes d'aristocratie qui surpassent maintenant le niveau de l'ancienne et qui s'élèvent sur les ruines, savoir : 1° l'aristocratie de la bourgeoisie ; 2° l'aristocratie des nouveaux et anciens parvenus ; 3° l'aristocratie du commerce, qui est la plus riche et qui s'étend dans tout l'univers. Il en vient ensuite une autre qui est la plus dégoûtante et la plus insupportable au vulgaire, d'autant que sa naissance a été plus obscure et que les moyens pour y parvenir ont été plus vils, et qui cherche à ramper après les autres. (O Dieu cela fait pitié !) Je veux dire l'aristocratie de la valetaille, je ne parle pas de la domesticité vraiment bien entendue ; mais je veux parler de cet être rampant aux pieds de son maître et qui, hors de ses yeux, méprise son semblable, tant il est bouffi d'orgueil.

Et c'est là ce qu'on appelle un valet de bonne maison. Enfin, il faut en convenir, il y a bien des personnes enrichies qui valent bien queque chose des membres de l'ancienne noblesse. DE NÉEL

Ce 18 Juin 1858.

(Extrait de mes Maximes morales)

RÉFLEXION SUR LA RÉPUBLIQUE DE 1870

Toute réflexion faite, cette République ne pourra pas durer ; l'une des causes, c'est que le peuple n'a pas assez d'esprit et il ne connaît pas assez les bienfaits d'une République bonne et éclairée qui saurait rendre la justice et ne pas empiéter aucunement et ne pas laisser détourner de la ligne droite les fortunes sous prétexte que ce soit. La République ou plutôt ses représentants feraient bien de voter des lois à ce sujet, et de les faire appliquer pour punir sévèrement les auteurs qui auraient passé outre ; afin qu'ils pensent que tous ceux qui invoquent Dieu pour arriver à ce détournement, font une chose désagréable à l'homme et à Dieu, car c'est une mauvaise action ; et Dieu qui est un pur esprit ne sanctifiera pas les mauvaises actions. La République aura lieu quand le peuple en comprendra tous les bienfaits et qu'il sera assez raisonnable pour ne pas se laisser enchaîner ; oui, je prévois qu'un jour la France sera gouvernée en République.

ARSÈNE DE NÉEL

Ce 12 Avril 1880.

RÉSUMÉ SUR LES MAUX
QUE DIEU PRÉPARE POUR PUNIR SON PEUPLE

Amis lecteurs, je vous dirai que j'écrivais le 20 Juillet 1861 que pour que la société fût heureuse il faudrait que le monde eût de la probité, de la franchise, de la piété, une foi ardente et de la croyance en Dieu, à J.-C., à son évangile et à la vie future et ne pas s'en écarter, et surtout ne pas être ni fantastique, ni hypocrite, car on doit savoir que le fanatisme et l'hypocrisie sont en partie cause de tous les maux, pour ne pas dire tous entièrement, qui désolent l'univers. Il faudrait que toutes les vertus qui font l'honnête homme et qui ca-

ractérisent son esprit, le rendent aimable et attirent
vers lui les regards de ses compatriotes et le font jouir
de l'estime et de la considération publique, il faudrait
que toutes ces vertus soient mises en pratique. C'est
avec peine que nous voyons des hommes riches et puissants qui souvent oublient tout pour satisfaire leurs
passions ou leur ambition, et ils ne s'arrêtent pas là
car ils emploient la ruse pour satisfaire leur idée de
rapacité, et par là ils agissent sans délicatesse. Enfin
on pourrait dire que l'honnêteté publique semble avoir
disparu et être remplacée par la mauvaise foi, la ruse,
la fourberie et la rapacité et encore bien d'autres vices !

O peuple, pense en toi-même et tu reconnaîtras que
c'est ton iniquité seule qui est cause que Dieu nous
punit, puisque de jour en jour tu perds la foi et tu as
tout fait ; et par ton manque de religion tu es capable
de tout ; mais gare à toi, le glaive de la justice divine
est suspendu sur ta tête. O mon créateur, daignez avoir
pitié de l'ouvrage de vos mains, grâce et miséricorde,
ô mon doux seigneur, retenez encore votre bras et dé-
tournez de sur nous cette coupe fatale dont nous avons
déjà ressenti les effets de quelques gouttes qui surpassaient les bords, mais qui ne sont rien d'après ce
qu'elle contient et que vous paraissez vous préparer à
répandre sur la terre pour nous punir. Grâce et miséricorde ô mon divin sauveur, nous vous en supplions,
épargnez-nous un tel malheur ; et vous, vierge sainte,
vous êtes sa mère, intercédez pour nous ; vous êtes
l'ornement des cieux et du pouvoir souverain, le chef-
d'œuvre précieux du Créateur, faites, ô céleste Marie,
que le Maître du monde apaise son courroux et qu'il
ait pitié de nous ; vous à qui l'un de nos rois nous con-
fia en nous plaçant sous votre digne protection, daignez
éviter que nous tombions dans l'abîme ! Ce que nous
implorons de vous, ô reine des anges et des hommes
vous êtes notre refuge, ne nous rejetez pas, ô divine
Marie !

DE NÉEL

Ce 20 Juillet 1861.
(Extrait de mon ouvrage sur Napoléon III et les
empereurs romains, rédigé le 8 Juillet 1865, inédit)

RÉVÉLATION PROPHÉTIQUE

Amis lecteurs, j'écrivais dès 1850 : Il faut donc des miracles aux peuples pour leur annoncer un renversement et des catastrophes épouvantables. Cherchez donc, ignorants, où sont les miracles, et en si grand nombre qui vous annonçaient que votre joie serait fondue dans ce siècle si brillant, Cherchez les miracles du saint prêtre Beauregard, que l'archange Raphaël éclaira au milieu d'un sermon qu'il prêchait dans votre métropole, douze ans avant le martyre de votre roi et de son auguste famille et de tant de millions de victimes. Hélas, le monde marche dans la voie du mal pour une de ces deux causes : ou parce qu'il ne connaît pas la voie de Dieu, ou parce qu'il n'a pas la volonté de la suivre ; sachez, lecteurs, que Dieu se sert parfois d'un enfant pour reprendre le grand homme, comme il se sert d'un berger pour reprendre un roi. Sachez aussi que celui qui, par un déluge universel, a détruit tant de générations pour laver les crimes dont la terre avait été souillée et qui a puni d'une manière si terrible Sodome et Gomorrhe peu fort bien encore punir une génération d'hommes qui n'est guère moins coupable. Malheur à ceux qui gouvernent les peuples quand ils trompent, car les crimes et les péchés qui sont la suite de leurs tromperies et de leurs perfidies, retomberont sur eux !

Enfin je termine ces réflexions prophétiques en faisant connaître à mes lecteurs que chaque nation a son ange qui la représente au pied du trône du Créateur, (1) de cet être suprême qui subsiste de lui-même, qui a tout créé et qui a toujours existé. Je sais que je prête

---

(1) D'après une vision prophétique en 1843, Dieu avait fait comparaître devant son tribunal les uns après les autres, les anges de la France, de l'Angleterre, de l'Espagne, de la Russie, de la Prusse et de l'Italie, ils avaient tous à la main une coupe pour être déposée aux pieds du Très-Haut ; cette coupe devait contenir les bonnes œuvres comme les iniquités de la nation que l'ange représentait.

à rire à mes lecteurs, mais c'est l'avenir qui justifiera de ce que j'annonce, et pensez que c'est Dieu qui dirige les affaires d'ici-bas et qu'après s'être servi de la verge pour punir la nation qui a attiré sur elle sa colère, il brise cette verge aussitôt après. Sous peu de lustres, (un lustre de cinq ans) vous reconnaîtrez la vérité de ce que j'annonce. Attention, je commence, je vois les cieux, ou plutôt mon esprit, dit le révélateur : « A la hauteur suprême les apprêts d'un supplice sont l'arrêt prononcé contre la terre par le seul juge, le seul Seigneur ; tout était consterné dans le divin royaume ; Marie, vêtue comme pour une grande bataille, se tenait sur un nuage de feu aux portes de l'Orient ; la croix était couchée près de la fournaise séraphique ; Jésus-Christ portait une couronne royale et une épée couleur de sang ; les martyrs étaient assis devant leurs trophées dans une attitude de juges ; les apôtres parlaient de montrer leur gloire aux douze tribus d'Israël ; sept anges portant des clairons d'or répandaient des larmes ; sept autres déchaînaient sept montres animaux, sept vêtus de noir ouvraient le trône sacré de la justice divine, les sept dernières foudres allaient être mises entre leurs mains ; les vierges étaient à genoux sans fleurs et sans couronnes ; les sistres étaient la seule harmonie entendue dans le royaume divin ; les vieillards silencieux regardaient la terre, ils semblaient la couvrir de douloureux soupirs, car ils prévoyaient les malheurs qui nous sont arrivés et ceux qui pourront survenir avant que le grand pontife ne pose la couronne de France sur la tête du roi fort.

Un ange est   , c'était l'ange de la France, Michaël, un autre ange, l'a quitté comme il s'inclinait en se couvrant des gloires dont est entouré le trône du Seigneur. Michaël, sur l'autel d'or, a déposé une urne magnifique ; en regardant l'ancien des temps, il a rougi au front. « Il le faut donc, perverse créature, c'est toi qui veux conduire mon bras, c'est toi qui mets dans ma main le glaive pour te frapper. » Il prononçait ces paroles, le maître de toutes choses, et le ciel tremblait devant ce courroux s'allumant toujours, et ne trouvant rien à pouvoir l'arrêter.

L'ange d'Angleterre est aussi venu apporter sa coupe ; l'Eternel l'a repoussée, lançant sur elle un regard de malédiction.

L'ange d'Espagne pleurait en approchant de l'autel des offrandes ; son urne était vide, le Très-Haut paraissait indigné....

L'ange de Russie appelait Marie avant de déposer son urne ; il a crié grâce, puis il est de nouveau descendu vers la terre, et sa voix, exprimant sa douleur, a fait entendre trois fois ce mot : Malheur.

L'ange de Prusse était sans rayons, des cyprès couronnaient sa tête, il a posé son urne, mais elle est tombée au pied du saint autel, lui aussi est redescendu et sa voix, ébranlant les montagnes, disait encore : Malheur, malheur, malheur ! (Oh ! oui, malheur lui est réservé).

L'ange d'Italie, brillant de mille feux, apportait avec lui la coupe du mérite et de la prière. A sa vue, le Tout-Puissant, le vrai Dieu s'est levé ; la chaîne mystique, faite de royales couronnes, était sur les degrés du trône de la seule grandeur. Il a pris dans sa main l'urne sacrée que que portait l'ange, il a renversé sur l'autel d'or ce qu'elle contenait, un tiers était de petites chaînes de fer rouillées, d'autres de cuivre souillées de vert-de-gris, il y en avait une plus forte et surpassant en poids toutes les autres, celle-là était d'or ; le second tiers était de pierres précieuses et de décorations ; le troisième était de bonnes œuvres et de prières.

« Toujours, a dit le Seigneur, il a foulé sous ses pieds les deux premiers tiers en leur disant : « Allez loin de moi, souillures de ma puissance ! Anathème aux ennemis de ma grandeur et de ma majesté. Est-ce sous cet appareil que j'ai paru sur la terre ! Apôtres sur les collines ! Les Juifs qui ne crurent point en moi furent moins coupables ; l'appareil de ma pauvreté banda leurs yeux ; sans or, sans armée, sans pompe, sans trône, ils ne pouvaient croire à l'Homme-Dieu ; mais ceux qui ont cru, qui me prêchent sans cesse sous cette fausse royauté dont ils s'affublent, ils oublient que je vais paraître sans or, sans pierres précieuses, mais sur un trône de lumière, portant le sceptre de majesté et entouré de ma divine équité. A la vue de ma grandeur, les fausses grandeurs fondront comme de la cire, les titres, les noms s'effaceront d'eux-mêmes devant ma croix ; devant mon nom, les dignités seront vraies si je dis qu'elles sont dignes ; elles seront alors mesurées sur ma justice et dans ma volonté ; ceux qui se sont enchaînés périront dans leurs chaînes, le roi libre rougira des esclaves présents à sa vue. »

L'ange qui accompagnait Michaël lors de son entrée au souverain domaine planait sur la France, et chaque paroles des cieux était par lui répétée aux échos. Cet ange portait deux couronnes :« Français, criait-il, par pitié, arrêtez l'orage ; j'ai vu les sept foudres terribles déchaînées ; peuple que j'ai tant aimé, implore, implore Marie, tout est perdu si elle ne vient à ton secours ». France ! ô mon fils ! ton roi ! ta paix à ta prière, le triomphe, la gloire pour la pureté de ton amour ! Oh ! tu verras tomber devant toi les chênes gigantesques qui arrêtent les effets sacrés de la lumière qui t'es offerte ; tes liens seront brisés, tu seras belle, puissante et libre ; les ennemis béniront tes drapeaux, ils seront à genoux devant tes bannières ; l'enfer fuira au loin cacher sa honte sous les voiles épais dont la mort sera entourée. France, pitié pour toi ! douce et plus souveraine, ô céleste Marie, fais crier dans les temps l'œuvre de Dieu, les jours avant-coureurs du règne glorieux de celui qui t'a, le premier, initié à l'amour de son cœur ! Prélats, ouvrez les yeux, ne soyez plus sourds à la voix de la clémence divine ! le deuil ! les larmes ! la cendre ! montrez à vos troupeaux la vérité de votre douleur ! Prêtres, arrêtez-vous, ne montez plus les degrés du sanctuaire ! si vous n'êtes des Christ, vous êtes de faux pasteurs ! rentrez au vestibule, et là, les sanglots s'échappant de vos poitrines, que les tristes échos les fassent entendre à ceux qui dorment appuyés sur des trônes où n'apparaît point l'ombre du Seigneur ! Montrez-vous aux grands rois, mais que la vérité soit dans votre langage, car demain peut-être les grands et vous vous serez en présence du vrai grand.

Le ciel se ferme ; ses portes en se fermant ont dit trois fois : malheur. Le Seigneur va donc bientôt frapper la terre puisque chaque jour ajoute encore un nouveau crime au nombre déjà trop considérable. Malgré tous les règnes que Dieu, dans son infinie bonté, daigne faire aux yeux des hommes par les phénomènes les plus extraordinaires, ils ont évité d'y reconnaître le doigt de Dieu qui les avertissait que ces signes étaient les signes et les tristes précurseurs des nombreux fléaux qui avaient été annoncés par les prophètes, comme devant arriver dans le temps où la corruption aurait rempli le monde pour n'en plus former qu'un cloaque dégoûtant aux yeux du Seigneur.

Si le monde n'avait pas été démoralisé et corrompu, il n'aurait pas été vaincu par les Prussiens ; car les chefs n'auraient pas livré la France à l'ennemi ; voilà le résultat du manque de foi. Habitants de la terre, toute la nature s'élèvera alors contre vous, les cieux rougissant de vous, feront tomber sur vous des orages affreux ; leurs cataractes s'ouvrant vous noieront dans des torrents de pluie ; les roulements du tonnerre ébranleront vos villes orgueilleuses et vous glaceront d'effroi ; des guerres terribles ravageront vos plus belles contrées ; l'air de nos plus belles cités sera rempli d'une odeur fétide et nauséabonde qui donnera à ceux que les autres fléaux auraient épargné une mort certaine. Vous riez de Dieu, lumières du XIX° siècle ! malheur à vous, car il rira de vous à son tour ; vous bravez sa puissance, il brisera la vôtre, et vous séchera comme l'herbe fanée à l'ardeur d'un soleil brûlant. Pour nous et pour tous ceux qui craignent le Seigneur, prions, prions toujours, mais surtout d'esprit ; prions que ces temps passent vite, et quand nous entendrons ces cris de mort, de République et de vengeance, confiants dans le Seigneur, le Seigneur nous inspirera ce qu'il faudra faire pour nous soustraire à de tels châtiments.

Au nom de Dieu, ne soyons jamais sans porter sur nous les marques de notre amour pour Jésus, Marie, Joseph, que ces noms seront puissants pour ceux qui les auront bénis aux jours affreux des grandes catastrophes !!!

LAINÉ DE NÉEL

RÉFLEXION SUR LA SOCIÉTE

A voir ce qui se passe maintenant dans tous les rangs de la société, on est presque tenté de croire qu'elle oublie les bons principes que la religion nous enseigne pour satisfaire son penchant vers la passion qui flatte le plus son cœur, en le précipitant souvent vers un avenir malheureux et qui ne peut la conduire que dans un déluge de maux. Nous dirons aussi que le luxe qui flatte le cœur, l'enivre de plaisir en parant d'atours qui font admirer les dames.

Tous ces brillants, élégants et galants, vêtus comme les dames, de toilettes recherchées, ne se doutent pas que le luxe pourra bien être complice des adversités de ce monde ; car de tous les fléaux, c'est le plus dangereux, et je prévois que si on n'y met un frein, il est destiné à engloutir bien des fortunes et à faire le malheur de l'ouvrier en absorbant son salaire ; il contribuera avec les autres passions, telles que la débauche, l'ivrognerie, les femmes et le jeu, à faire bien des malheureux. On pourrait en écrire bien des volumes là-dessus ; maintenant, que la société réfléchisse si elle veut éviter ce que j'annonce.

ARSÈNE DE NÉEL

Ce 31 Mai 1875.

RÉFLEXION SUR LES CAUSES
QUI ONT AMENÉ LA DÉCHÉANCE DE LA FAMILLE
ROYALE DE FRANCE

Ce qui a miné le trône de France et fait le malheur de la famille royale, c'est la famille d'Orléans dont l'origine remonte à Louis XIII. Ils ont employé tous les moyens pour arriver à la déchéance de la famille régnante. Je prédis que jamais le trône de France ne sera occupé par eux. Le comte de Chambord règnera, il sera empereur et roi de France. A sa mort, les républicains proclameront la République et elle durera ; l'Europe imitera cela et la proclamera à son tour, car les peuples voudront à leur tour jouir des douceurs et des bienfaits d'une liberté bonne et heureuse. Que les souverains s'y attendent, leur règne est bientôt fini.

DE NÉEL

Ce 2 Avril 1880.

SUR UNE DES PREMIÈRES CAUSES DE LA RÉVOLUTION DE 89

Nous vous dirons, amis lecteurs, qu'en 1715 la dette de l'Etat était en tout de plus de trois milliards, somme énorme pour l'époque, et pour y faire face il y avait dans les caisses de l'Etat 8 millions. Le clergé possédait à peu près les deux tiers des biens territoriaux et pour cela il payait à l'Etat quoi ?......Rien. La noblesse possédait l'autre tiers, et pour cela elle payait la capitulation, ce qui était à peu près le sixième du revenu ; et le peuple payait suivant ce qu'il possédait et plutôt plus que moins. J'ai connu des anciens qui vivaient sous l'ancien régime, tous m'ont dit qu'ils étaient écrasés d'impôts, que les guerres ruinaient l'Etat ; qu'il y avait un tas de courtisans à la cour qui, au lieu de soutenir l'Etat, le volaient et trouvaient toujours le moyen de se faire donner de l'argent et des terres par leur souverain qui ne savait pas que son peuple était décimé par la misère ; d'autres s'expatriaient et dans plusieurs provinces les terres étaient incultes faute de cultivateurs, car ils n'y pouvaient plus tenir

LAINÉ DE NÉEL.

Ce 9 Avril 1880
Ceci est extrait de mes manuscrits de 1842 et 1843, et autres dates indiquées. L'authenticité de ces dates a été reconnue à l'imprimerie de Monsieur Lenfant, dans les cartons duquel le manuscrit des idées prophétiques de l'auteur était déposé depuis 1865.

FIN   DE NÉEL

UNE MÈRE VOIT EN SONGE
QUE SA FILLE LUI PRÉDIT LA MORT

Comme ma sœur Hortense, après la mort de son mari, demeurait à Falaise, dans le courant de sa maladie elle était tant assoupie qu'elle rêvait qu'elle voyait sa fille âgée de 5 ans dans sa maison, (elle était chez nous) et qu'elle était habillée toute en blanc et qu'elle lui disait : Maman, ne pleure pas, je m'en vais aller trouver mon frère Alfred et papa, et tu ne seras que quinze jours à coucher.

La-dessus ma sœur se réveille et raconte tout à ma sœur aînée Aurore qui était à la gouverner, et peu de jours après elle revint à la maison. Elle ne vécut que vingt-quatre heures après, et elle est décédée au bout des quinze jours que sa fille lui avait dit : c'était la fin de ses jours. L'arrêt fatal était accompli.

LAINÉ DE NÉEL

Ce 23 Juillet 1853.

P.-S. — Tant qu'à moi il ne m'arrive rien dans ce jour, tel que j'en ai été averti en 1848. Je fus averti par feu ma grand'mère que mon mandat d'arrêt était signé du matin. La-dessus je n'ai pas couché à la maison, et le lendemain matin toute la brigade de gendarmerie était à la maison pour m'arrêter. Comment étant désigné comme chef supérieur dans l'organisation de Madame la duchesse de Berry comme étant régente et tutrice de son fils Henri de Bourbon duc de Bordeaux et roi, par l'abdication de Charles X et de son oncle le duc d'Angoulême.

LAINÉ DE NÉEL

Ce 10 Septembre 1880.

RÉFLEXION

SUR LA MÉDISANCE DE CERTAINES PERSONNES

Il y a bien à faire pour rendre tout le monde bon et paisible ; je dis en vérité que la médisance et la calomnie sont incarnées avec la rapacité dans la nature humaine dans plusieurs familles et des commères babillardes avec leur langue de vipère et autres comme eux qui attaquent la réputation des personnes dignes d'estime et la considération des honnêtes gens, et elles critiquent des actions qui n'ont pour but que foi et charité. Je les connais en partie, je laisse le voile qui cache leurs pas et ils sont dignes de Satan. Je les méprise trop pour leur faire des reproches ; ils sont dignes du sang mauvais et rapace dont ils sont formés, ma famille en a été la victime. Elles devraient toutes ces mauvaises personnes des deux sexes qui ne disent que du mal de moi, craindre le jour qu'elles paraîtront devant Dieu, on ne peut pas faire pire que d'ôter la réputation à des familles qui ont toujours resté dévouées et fidèles à la religion et aux bons principes ; être vil et méprisable , occupe-toi de ton ménage et ne cherche pas à mettre le trouble dans celui d'autrui, et cherche à trouver une paille dans l'œil de ton voisin, tandis que tu as une solive dans le tien. Nous dirons encore que notre intention a toujours été dans tout écrit de consacrer notre faible plume pour la gloire de Dieu et de notre chère patrie. O mon Dieu, secondez-nous dans cette idée que nous avons conçu de ramener les brebis égarées de votre troupeau pour qu'il se réunisse à la société de vos fidèles Nous rencontrons sans doute des obstacles de la part de ceux qui ont oublié d'observer votre saint Evangile. Heureux si nos projets et nos efforts se rendent dans la même voie que les desseins de votre divine Providence, afin que nos désirs soient promptement couronnés d'un plein succès.

LAINÉ DE NÉEL

Ce 12 juillet 1859.

(Extrait de mon histoire d'Encourt inédite).

RÉLÊXION SUR LE COMTE DE CHAMBORD
ET SUR LE COMTE DE PARIS

Amis lecteurs, suivant moi et suivant tout ce qui se passe entre les deux branches de cette famille il ne doit jamais y avoir d'amitié sincère entre la branche coupable de la maison d'Orléans et entre les descendants de la branche aînée, car le crime est héréditaire dans cette branche depuis son origine ; ainsi le petit neveu de Louis XVI, le fils de Charles X.

Henri V, en un mot, ne peut être de bonne foi avec le comte de Paris Orier, petit-fils de Philippe Egalité, auteur de la première révolution et qui fit couper le cou à son grand oncle, et qui acheta dans la nuit qui précéda le jour du crime pour cent quatre-vingt mille francs les voix qui manquaient pour y arriver et afin de s'emparer du trône ensanglanté du sang de sa victime ! Petit-fils du roi des Barricades, Louis-Philippe 1er qui passe pour avoir fait tuer le duc de Berry, son père, et après il vola la couronne à son grand-père et déshonora sa mère, Madame la duchesse de Berry.

En un mot, auteur de tous les malheurs de l'auguste famille des Bourbons. Non, le comte de Chambord ne peut se rallier de bonne foi avec le comte de Paris dont les ancêtres ont pendant des siècles joué des tours de vrais coquins aux ancêtres de cet auguste prince, leur victime. Je préfère la République après la mort du comte de Chambord que de voir les descendants de cette famille qui est l'auteur de tous les maux de la France et de celle de son peuple, et être monarque de la France qui l'ont incendiée et ensanglantée du sang de son peuple. Vive notre liberté ! et à bas ceux qui tenteraient de nous enchaîner. France veut dire libre, pourquoi que nous ne briserions pas nos fers !

LAINÉ DE NÉEL.

Ce 12 Septembre 1880.

DERNIÈRE PENSÉE POLITIQUE DE L'AUTEUR

Moi je dis que pour nous la nécessité est de rentrer dans la ligne droite, car nous n'avons fait que marcher, depuis que nous l'avons quittée, dans les abîmes nous avons tombé, car nous avons marché dans les sentiers de l'iniquité qui nous ont conduits d'un abîme dans l'autre ; et, ma foi, c'est dans la ligne droite que la justice, l'honneur et le devoir, seule planche véritablement conservatrice. Oui, c'est la seule planche véritablement conservatrice pour nous éviter de retomber dans un abîme, qui serait peut-être encore pire que les autres abîmes où les gouvernements bâtards nous ont jeté les uns après les autres. Mon idée politique est la seule base de l'avenir de notre triste société.

LAINÉ DE NÉEL

Tout dévoué pour faire connaître la vérité à ceux qui liront ses ouvrages.

Ce 27 juillet 1881.

LE CLERGÉ

Tant qu'à la religion, il faut qu'il y ait une réforme dans ce grand corps qui les rapproche vers la discipline primitive, afin qu'elle soit dégagée de cette rapacité qui fait que d'aucuns de ses membres sont la cause de la haine que le monde porte aujourd'hui contre elle, et que le gouvernement, par une loi, y mette un frein afin que les héritiers ne soient plus frustés comme ceux qui le sont encore sous le régime républicain. Et tant qu'au congrès de l'Association normande, le 6 juillet 1881, à Orbec, je fis connaissance d'une maire d'une commune des environs qui me dit : Vous n'êtes pas le seul qui avez été deshérité par le clergé ; le curé de ma commune s'est fait donner, au préjudice du frère d'une

femme mourante, une somme de cinquante mille francs.
et une maison de soixante mille francs. Et je répondis
mais il faut que le gouvernement autorise à céder
cette fortune. Il me répond, il fait arranger cette maison
pour l'habiter. Il monte en wagon, et il me quitte.

Eh bien, amis lecteur, êtes-vous bien édifiés d'une
pareille action ?

LAINÉ DE NÉEL

Ce 28 Juillet 1881.

LE CLERGÉ
D'APRÈS UN CÉLÈBRE AUTEUR RÉPUBLICAIN

Le casuel de l'église donne un compte rond de neuf
cent millions de francs, et de plus de cinquante millions de traitement, pour les archevêques, évêques, vi-
caires généraux, curés, desservants, chanoines, nous
voilà tout près d'un milliard. Et moi je dis encore que
toutes ces sommes énormes n'ont pas empêché les chefs
du séminaire de Bayeux de ravir une fortune telle que
les lecteurs l'ont lu dans plusieurs de mes ouvrages publiés avant ce jour, et comme on l'a lu dans cette
cette brochure, de plus de trente mille francs de revenu
qui revenait de droit afin que ma mère qui est décédée
dans une position qui ne répondait pas à celle de sa
maison, et nous qui n'avons pas toujours notre nécessaire ; oui, je le répète, infamie et honte éternelle à
ceux qui sont les auteurs de notre malheur. Le républicain qui nous a fait connaître ce tarif a oublié de
nous dire que la chambre des comptes a trouvé que la
défense nationale avait un déficit de quatre cents millions, et je suis bien en peine où toutes ces sommes
d'argent-là ont passé. Pourtant si le gouvernement de
la République voulait faire une loi par laquelle les familles spoliées par le clergé et qui n'auraient aucune
fortune, qu'on leur donnerait de même les biens qui leur
ont été ravis, de quoi vivre honorablement, ce serait

la plus grande justice que jamais gouvernement n'aurait fait ; il y aurait applaudissement général en France, et que la même loi mît un frein à tout cela.

LAINÉ DE NÉEL
Tout dévoué pour la liberté des peuples.
Ce 6 Septembre 1391.

UN COURT TRIOMPHE

Amis lecteurs, nous vous dirons peut-être que sous peu de temps il y aura un individu qui, je pense, pourra triompher de l'ordre actuel, mais il ne doit pas jouir de ce triomphe, une foi tombé d'antres prendront sa place et auront le même sort. Que Dieu y mette la main et le couronnement de tout cela sera plus tard la proclamation de la grande République française.

LAINÉ DE NÉEL
Tout dévoué pour le bonheur de la patrie
et de son peuple.
Ce 20 Juillet 1881.

APPENDICE

Je donne ici la copie d'une lettre écrite par moi à mon imprimeur, au sujet de ce livre, le 10 mai 1881, à Bellême.

Lettre de l'auteur à   *imprimeur*

Monsieur,

Je vous prie d'imprimer mes prophéties, voilà déjà longtemps que vous me dites que vous allez les imprimer, car je ne veux pas que l'on dise que je prédise après coup, et je vous prie également de faire imprimer la lettre que je vous ai écrite à ce sujet en 1880 en ce qui concerne les prophéties et surtout avec la date de cette lettre, car je puis vous assurer qu'à partir même de ce jour nous avons encore eu depuis la chute de l'Empire quelques roses avec des épines. Je prévois que nous verrons (peut-être pas moi, car je suis un homme de 75 ans), beaucoup d'épines sans roses, car j'entrevois une chose terrible et tout se confond. La République disparaît pour un laps temps. Une monarchie la remplace, elle durera encore quelque temps, mais quand elle sera établie il y aura bientôt du mal. Jamais la terre ni l'univers n'ont vu ce qui doit arriver, car je puis vous assurer que la divine Providence s'apprête à punir les crimes des hommes ; oui, elle va bientôt punir leurs crimes.

Dans tout ceci elle aura lieu avant le talisman de cette monarchie que j'annonce, elle succèdera, comme je le dis, à la République actuelle, et cette monarchie aura lieu avant la proclamation de cette grande République que j'annonce à la fin de mon Histoire des Châteaux du moyen âge et elle aura lieu avant cette dernière monarchie et celle-là ne sera pas comme ses devancières sur un sable mouvant mais bien sur de bons fondements, car elle réunira en elle tous les bons principes gouvernementaux, et elle durera peut-être au-delà du siècle prochain. Tant qu'à moi, si je vivais à cette époque, je serais content, car je préfère cent fois mieux une bonne République que de voir la France gouvernée par les descendants de ceux qui l'ont incendiée, qui l'ont ruinée, qui l'ont jetée dans les bras des brigands, qui l'ont pillée, volée, démembrée, et qui sont les auteurs de tant de victimes, qui ont mis les familles dans la désolation et le deuil. Hélas qu'ils sont coupables ceux qui nous ont trahis et livrés à l'ennemi implacable et qui tentent à la destruction de notre chère patrie. Gare à ceux-là, car l'abîme se creuse sous leurs pas, et tous s'en ressentiront.

Je vous prie, Monsieur l'imprimeur, d'imprimer cette lettre à la fin des prophéties. Je vous salue d'amitié.

Ce 10 mai 1881.   LAINÉ DE NÉEL

P. S. — On ne peut pas éviter ce qui doit arriver. Les peuples, comme les personnes, ont leur naissance, leur printemps, leur apogée, et puis, à force de révolutions, ils s'affaissent et tombent. Voilà le sort qui leur est réservé.

Ce 14 Octobre 1881.

VOYAGE DE L'AUTEUR A ARGENCE ET A TROUARRE
Le 15 Octobre 1881.

Amis lecteurs, je vous dirai qu'il ne faut jamais abandonner la foi de nos pères, et se résigner à la volonté de notre Créateur, car il n'abandonnera jamais celui qui marche dans la voie de la vertu. Je vous dirai que je suis parti de la gare de Mesnil-Hubert Pont-d'Ouilly pour le placement de plusieurs de mes ouvrages, au nombre de huit. Après en avoir vendu à Falaise, à St-Pierre-sur-Dives, à Mézidon, je partis de cette gare pour me rendre à Argence, et de là à Trouarre, après avoir vendu des livres dans toutes ces localités, je pris le train à Mont pour me rendre à Caen où j'avais affaire.

Je suis arrivé le mardi 18, au soir ; le matin étant éveillé, après que les personnes qui couchaient dans ma chambre ont été parties je me suis rendormi et j'ai entendu une voix qui m'a dit ces mots : Va-t-en à la maison, on t'attends. Je me suis réveillé sur le coup et je me suis dit il faut partir de suite. Je fis trois commissions des plus urgentes et après je partis pour m'enrevenir, il était grand temps, car il y avait une affaire très urgente et qui aurait porté un grand préjudice pour nous, si j'avais tardé davantage.

DE NÉEL

Village de Lozier, ce 21 Octobre 1881.

BIOGRAPHIE
DE HENRI DE BOURBON, COMTE DE CHAMBORD
Du 24 Novembre 1848
(*Extrait de mes manuscrits*)

Nous commençons par vous dire, amis lecteurs, que Monsieur le comte de Chambord, ce noble rejeton d'une famille à laquelle la France doit tant de gratitude, réunit à toutes les qualités morales celle d'un physique ravissant par la beauté correcte des traits d'une figure pleine de dignité, ainsi que par l'expression calme, réfléchie, naturelle et ferme ; un sourire franc et délicieux vient encore ajouter à la beauté de ce visage de prédestination en découvrant des dents blanches et bien rangées. Le prince a le nez aquilin des Bourbons, de beaux yeux bleus, qui regardent droit et ferme, sont l'expression tout à la fois de la bonté et de la dignité. Les sourcils sont blonds et bien prononcés, le front haut et noble, la figure ovale, dont le teint est blanc et rose, est encadrée d'une épaisse barbe blonde formant le collier, les cheveux sont blonds et roulent sur le cou, la taille de son Altesse Royale est d'environ 1 mètre 60 centimètres, (à peu près la taille de l'Empereur Napoléon) ; le prince est d'une forte constitution, il a la poitrine et les épaules larges, sa santé est plus que bonne, elle est florissante, il suffit de le voir un moment pour s'en convaincre. Ses manières et son abord sont pleins d'aisances. Dans leurs entretiens avec lui, les personnes qui ont le bonheur de l'approcher entendent toujours des mots heureux qu'il a à leur adresser, et qui n'appartiennent qu'à sa famille. Sa parole est simple mais vive, et son élocution est facile.

P.-S. — Nous dirons encore à la louange de ce prince que quand on l'a vu une fois et conversé avec lui on est comme mystifié, car on est tout joyeux, et on ne peut s'empêcher de reconnaître en lui un privilégié de Dieu et de la nature et qui, je pense, est destiné par le Créateur à remplir une mission presque divine et à

jouer un grand et brillant rôle dans la politique de
l'Europe, et si Dieu me laisse vivre jusqu'à cette époque,
je verrai la transformation d'un monde démoralisé en un
monde de foi, et dont la moralité aura changé. Dans ce
moment, ce n'est qu'un monde rempli de vices dans
tous ses rangs. Oui, j'ose le dire, tous les rangs de la
société sont remplis de vices au lieu de vertus !

Ce 26 Mars 1873.

DE NÉEL

P. S. — Amis lecteurs, vous venez de lire a bio-
graphie de celui pour lequel je subis beaucoup d'adversités, et c'est ce qui m'attire la haine du peuple, car
il a la conviction qu'avec lui il serait courbé sous le
joug du clergé. Absurdité complète ! et moi je mour-
rais content, quand même je ne vivrais que six mois,
après que la France aurait reconnu qu'elle ne peut
avoir de stabilité que dans le gouvernement légitime de
Monsieur le comte de Chambord !

RÉFLEXIONS
PROPHÉTIQUES ET POLITIQUES DE L'AUTEUR

Amis lecteurs, je commence par vous dire que tous
les ouvrages que nous avons publiés depuis la chute de
Napoléon III et de son empire, c'est pour vous faire
connaître que, depuis les fatales journées de juillet qui
ont mis malheureusement une fin au gouvernement légitime du roi Charles X, la famille royale n'était pas
arrivée à son embarcation que les Parisiens étaient ef-
frayés d'une pareille catastrophe, et ils la regrettaient.
Ils avaient bien raison, car, depuis cette époque, ils
n'ont eu affaire qu'à des personnes qui les ont conduits
dans une erreur complète ; et par là ils sont les auteurs
de leur malheur et celui de la France et de son peuple.

C'est sur lui ordinairement que tout retombe. Quand je dis dans le portrait moral de la femme, publié en 1867, que le monde n'a point compris le bonheur que le Seigneur prépare à ceux qui l'ont aimé, de même qu'il ne comprend pas non plus ce que nous lui disons dans nos livres, afin de lui faire ouvrir les yeux à la lumière pour qu'il ne marche pas davantage dans l'obscurité qui ne peut le conduire que d'une chute dans l'autre, telle que l'on a pu le voir depuis 1830. Ainsi de suite jusque dans le fond de l'abîme, car on doit bien penser que quiconque avance dans les ténèbres, hélas finit toujours par y succomber. Ainsi, je n'ai rien à me reprocher, car je fais mon devoir. Si je ne réussis pas dans mes idées si promptement, c'est que Dieu ne permet pas que le monde ouvre les yeux à la lumière, sans doute que l'Être suprême ne l'a point jugé dans sa bonté ni dans sa sagesse ; c'est qu'il ne trouve pas qu'il ait été assez puni et il s'apprête de nouveau à le punir encore, afin que par tous ces châtiments, il reconnaisse qu'il agisse contre sa volonté, et pour qu'il reconnaisse aussi que c'est sur lui qu'il a attiré tous les fléaux qui débordent comme un torrent dévastateur, afin qu'il revienne dans la voie de la vertu et vers le principe de ses pères, base éternelle de la société.

Oui, il faut espérer que Dieu fera triompher la religion et le droit légitime en France, (hélas on cherche à éteindre tout à fait jusqu'au germe la foi et la légimité, deux choses qui ne peuvent subsister l'une sans l'autre) quand elle aura encore vidé la coupe profonde et amère du malheur !

Voilà, amis lecteurs, mes idées prophétiques.

Ce 25 décembre 1872.

DE NÉEL

Je prévois encore qu'un jour à venir, et sous peu de lustres, l'Allemagne secouera le joug de la Prusse; et cet empire de nouvelle date viendra à s'écrouler. Et si la France veut l'Allemagne elle se donnera volontiers à elle, et je prévois aussi que l'Allemagne et la France ne formeront qu'une seule nation et le Rhin cessera d'être la limite de la France, et je prévois également

que deux grands peuples se joindront à ma patrie et
elle aura la puissance de ces deux états, et son empire
sera le plus puissant de l'Europe, car elle aurait pour
bornes les limites de l'empire de Charlemagne ou celui
de Napoléon 1er. Je vois le 6 janvier 1873. D'après le
nouveau recensement de la France en 1866, la popu-
lation était de 36,469,836 habitants, et aujourd'hui elle
n'est plus que de 36,102,926 habitants. Eh bien, amis
lecteurs, je puis vous assurer que la France serait unie
et marcherait d'un commun accord et elle serait bien dis-
ciplinée, et ses chefs ne seront pas comme les traîtres
qui l'ont récemment vendue et livrée à l'ennemi barbare
et cruel ; ses soldats voleront encore et ses ennemis
seront vaincus, du moment qu'on marchera droit à lui,
et la victoire nous couronnera d'un plein succès. La
Prusse sera vaincue et cet empire sera rayé du nombre
des grandes puissances. La France a de grandes mis-
sions à remplir. Non, elle ne doit point rester dans
l'état déplorable où ses ennemis l'ont réduite ; elle
sortira de cette épreuve et elle reparaîtra à la tête des
autres états et elle reprendra son rang de supériorité et
elle sera encore la dominatrice de l'Europe comme elle
en sera aussi la bienfaitrice en étant l'appui de la religion et des principes légitimes. Elle rétablira l'équilibre dans la politique de l'Europe et elle la privera
pour un laps de temps de l'anarchie et après elle se
révolutionnera et sera définitivement en République.
En envisagent le bonheur à venir que Dieu réserve à la
France et au monde après les rudes épreuves qu'il a
plu à la Providence de lui faire subir, je m'écrie :
Je te salue, Pontife, Saint Guide par les anges, et toi, roi
fort, je te salue toi et le Saint Père ; tu es désigné par
le Très-Haut à transformer le monde perverti en un
monde de foi et de vertus. Je te salue aussi à la naissante aurore ; jour fortuné, jour du Seigneur, qui doit
succéder après le carnage dans la ville de Rome et
dans d'autres de l'Europe. Ah ! que l'homme est sot et
stupide de compter sur sa triste puissance , en un instant celle de Dieu détruira ce que des millions de puissances humaines pourraient faire en beaucoup d'années.

je te salue donc à la naissante aurore, jour du Seigneur, jour qui connaîtra le gouvernement universel de la véritable théocratie dont les sujets marcheront dans la voie de la vertu, et tous les prêtres (appelés à subir comme les autres les adversités en punition de leurs fautes) et les chefs des états formeront cette nation sainte des régénérés qui chanteront les louanges du Seigneur Créateur et qui auront été purifiés par les eaux limpides de la miséricorde. Le sacerdoce royal dont le Christ glorieux réunira en lui la sublime royauté et le souverain pontificat !

Le 12 juillet 1855.

ARSÈNE DE NÉEL

P. S. — Ceci est extrait de mes manuscrits. Moi, Arsène-François Lainé de Néel, je suis né au village de Lozier, commune de Mesnil-Hubert-sur-Orne, le 11 juillet 1806, à 11 heures du soir. Je n'espère pas que Dieu me fasse la grâce de vivre jusqu'au temps fortuné qui doit succéder après les tempêtes politiques et rendre les peuples de malheureux, heureux ! Alors mon âme au ciel s'en réjouira.

Ce 12 octobre 1878.

Copie conforme aux originaux.

Ce 12 novembre 1881.

DE NÉEL

Amis lecteurs, voici quelques lignes que je jette à la hâte sur ce papier pour confondre les calomniateurs, et tous ces hommes perfides qui crient contre les prêtres et contre le comte de Chambord ; car, en vérité, ce ne sont que des fourbes et des menteurs, (1) des êtres

(1) Amis lecteurs, n'écoutez donc pas tous ces fourbes et ces menteurs qui crient contre le comte de Chambord qui rétablirait l'ancien régime, celui du temps des droits seigneuriaux et des privilèges, et le peuple serait courbé sous le joug du clergé. Ne voyez-vous point qu'ils vous prennent pour des hommes sans aucune connaissance, à qui on fait accroire tout excepté la vérité. Pensez donc que le comte de Chambord nous a toujours dit qu'il ferait respecter

vils qut ont, par leur langue d'aspic, empoisonné les masses tels qu'ils y sont parveuus par leurs discours funestes et pernicieux. Nous allons donc tâcher, par la voix de la vérité, de désarmer tous ces adversaires de la religion et de la légitimité. Nous vous dirons donc que la monarchie héréditaire est la seule qui puisse nous sauver de l'abîme ; oui, je le répète, la seule qui puisse sauver la France. Vous avez l'expérience des gouvernements bâtards qui ont succédé à celui de 1830 et vous savez qu'ils n'ont été pour nous que rapaces et ignobles, et vous prétendez, vous autres, que le gouvernement du comte de Chambord serait encore pire, et qu'il ramènerait l'ancien régime, la dîme, les droits féodaux, les privilèges, les faveurs, l'arbitraire, le bon plaisir, le régime du clergé, la domination d'un portique, les abus du passé, la monarchie absolue, les prescriptions et les rancunes, que sais-je ? Absurdité complète ! vous devriez pourtant être désabusés et reconnaître que ce ne sont que des fourbes qui ont intérêt à vous entretenir dans l'erreur où ils vous ont mis. Nous vous avons démontré dans toutes nos brochures, que nous avons publiées depuis la chute de l'empire, (de cet empire qui a entraîné dans sa chute la ruine non-seulement de la France, mais de son peuple) que Henri V est partisan de l'égalité devant la loi, de la liberté de conscience, de toutes les libertés publiques, qu'il veut régner partout et avec tous, en mettant la monarchie traditionnelle en harmonie avec l'état social

---

la religion, mais que ses ministres se démêleraient de leur ministère et non des affaires de son gouvernement, et il nous a dit aussi que s'il pouvait une fois établir son gouvernement qu'il ne tomberait jamais, car il serait tout à fait dans l'intérêt du peuple et de la noblesse ; absurdité complète ! voilà pourtant ce qu'on dit, voilà ce qu'on écrit et des députés même ont mis ce mensonge dans leur profession de foi, pour égarer le peuple et l'aigrir contre le principe légitime et contre la religion, voilà donc ce qu'on dit, voilà ce qu'on croit, o là ce qu'on écrit, ce qu'on imprime dans les trois quarts des journaux et dans des livres soi-disant historiques et usités en cela des innombrables pamphlets anti-catholiques que l'on répand à profusion dans le monde pour éteindre tout à fait jusqu'au germe de la foi et de la légitimité ; en vérité, deux choses qui ne peuvent subsister l'une

et les mœurs de la France, en s'entourant de tous les
Français sans distinction de rang ni d'opinions, ni de
classe, ni de condition, en séparant la religion de la
politique, en travaillant à refaire la fortune de la France,
n'ayant point à songer à la sienne ; (en cela il ne sera
pas comme ceux qui ont gouverné en rapacité) tenant
compte des services rendus aux pays à toutes les
époques en ramenant la religion, l'ordre, la paix, la
prospérité, la concorde, la liberté, l'honnêteté, en
voulant que la France soit la première. pour la foi (il y
aura bien à faire pour la rétablir parmi les masses, car
elle en est bien éloignée par la puissance et par l'honneur), en inscrivant en tête de son programme l'union,
la consolation, la concorde, et ne voulant exercer de
dictature que celle de la clémence, car, dans ses mains,
comme il vient de nous le dire si royalement, la clémence est encore la justice ; pendant nos traditions
nationales d'honneur, de droiture, de loyauté et d'un
revers de son sceptre, même sans avoir besoin de tou-
cher à la vieille épée de France pourtant si bien placée
dans sa main, renversant bientôt ce fragile échafaudage
d'un traité imposé par la violence heureuse, abusant de
la faiblesse, châtie et lâchement abandonne. En vous
montrant enfin ce que c'est qu'un roi de France, à
savoir l'homme de la nation, l'homme de la loi, l'homme
du devoir, l'homme du dévouement, l'homme qui sera
le sauveur de la France, par cela même l'homme des
grandes restaurations et des solennelles réparations, en
un mot, l'homme que la France attend pour faire son
bonheur ! Qu'il vienne donc bien vite et qu'il nous sauve
donc enfin de l'abîme !

Ce 10 avril 1872.

DE NÉEL fils aîné.

---

sans l'autre (au lieu les peuples démoralisent et finissent toujours par
tomber dans l'abîme) en vérité voilà ce qu'on dit et voilà ce qu'on
crit et voilà ce qu'on croit, le mensonge historique est la grande arme
des impies et des ennemis de la légitimité et de tout bon principe.
Je ne puis donc passer sous silence toutes ces infamies et toutes ces
calomnies (je ne parle pas de ceux qui sont journellement à dire
contre moi, les honnêtes gens en sont indignes.) aussi grossières qu'a-

P. S. — Quand je parle des prêtres et que je semble prendre leur défense, j'entends tous ceux qui remplissent exactement bien leur ministère et qui ne s'en écartent jamais. Pour ceux qui ne foulent pas l'honneur aux pieds, ils auront toujours l'estime générale des honnêtes gens, car pour moi et pour eux le prêtre est le premier homme de la société ; il représente le fondateur de cette religion, et leur mission est presque divine. Ils ne doivent pas s'occuper des affaires du monde, que de faire le bien et la charité tel qu'ils y sont obligés en représentant celui de qui tient leur pouvoir, tel qu'il l'a enseigné par sa doctrine. Voilà de la manière que doit agir le bon pasteur qui doit bien gouverner son troupeau et bien édifier le monde par sa moralité. Pour eux, ils seront toujours bien considérés, mais malheureusement ils sont comme les autres parties de la société, car ils sont sujets à toutes les faiblesses et à toutes les passions attachées à la nature humaine ; mais il y en a parmi ces grands corps qui n'ont pas assez de force en eux pour combattre leurs passions et les vaincre, car quoi qu'ils représentent le divin Créateur, ils ne sont pas comme lui infaillibles, et un être mortel ne peut l'être ; autrement, il serait comme Dieu, et il n'est pas donné à la chose crée de l'être. Et voilà pourquoi il y a des membres dans ce grand corps qui foulent l'honneur aux pieds, et d'autres également qui profitent des adversités des familles pour détourner à leur profit ou pour quelques personnes qui les favorisent souvent, au dépend des hériters légitimes, tel qu'ils ont agi eu 1830, au préjudice de feu ma bonne

---

bominables et mensongères, dans le but d'égarer le peuple afin de le maintenir dans l'erreur où il est contre la religion et contre la légitimité depuis les fatales journées de 1830. Amis lecteurs, j'affirme sur l'honneur, devant Dieu et devant les hommes, et je supplie tout honnête homme dans l'intérêt de la France et de son salut de ne pas ajouter foi à toutes ces assertions malfaisantes. Non, l'amour de la vérité mais une haine satanique dirigée contre l'église et ses ministres et contre la légitimité. Dis-moi donc, tison d'enfer, rempli de tous les vices, quand finiras-tu de dévorer le fruit de nos troupeaux ; enfin fait cesser les cruels vautours d'outrager la nature et de l'infecter par les infamies, ou sinon crains la colère du Très-Haut.

mère, décédée le 14 mai 1856, à la succession de feu
la sœur de la mère de la mienne. Cette demoiselle s'en
allait de la poitrine ; elle était âgée de vingt-un ans.
Le prêtre qui, par son influence, fit détourner de la
ligne droite cette fortune et, pour avoir agi ainsi, le
trésor d'Argentan a eu trente mille francs et celui pour
lequel le testament fut fait eut huit mille francs de revenu et il était chargé de donner quelques milles francs
à des cousines de la défunte qui étaient avec elle et qui
n'en méritaient pas. Cette fortune vaudrait aujourd'hui
vingt mille francs de revenu. Il y avait un bon et fort
mobilier tant dans la maison de la ville, où il y a porte
cochère, que dans le petit château de campagne, et tout
fut perdu pour les héritiers, tandis que les prêtres et
les personnes qui favorisaient cette injustice eurent
presque toute la fortune. Ils mettent toujours Dieu en
jeu pour avoir plus d'empire à ravir pour eux ou pour
leurs établissements, des fortunes.

Honte et infamie éternelles pour eux ! les lois ne sont
jamais assez sévères, à la vérité, car dans tous les
temps les prêtres ont vécu aux dépens des ignorants.
Il en a été de même dans toutes les religions ; gare à
eux ! Il y a une masse de charbons enflammés sur
leurs têtes, et ils marcheront sur un volcan. Malheur à
eux lorsqu'il fera jour, car ils seront engloutis dans les
laves. Voilà ce qui fait le malheur du clergé depuis la
révolution de 1789. Parmi ses membres il y en a peu
qui soient de familles fortunées ; comme avant cette
révolution, la majorité était ce qu'on appelle des fils de
famille. L'aîné, comme étant noble, restait souvent au
logis ; le second prenait la carrière militaire ; le troisième prenait la carrière ecclésiastique ; et ces prêtres
qui avaient été bien élevés, bien nés et de bonnes familles, c'était bien rare quand quelqu'un d'entre eux
osait s'écarter de la foi pour marcher dans les sentiers
de l'iniquité. Maintenant que la plus grande partie est
issue de pauvres familles et d'autres de familles mé-
chantes, rapaces et voleuses, les mauvaises ne peuvent
pas toujours donner de bons sujets ; cela suit le sang
jusqu'à la septième génération. Ils se mettent prêtres,

et la plupart sont des fainéants qui veulent bien vivre et ne pas travailler, et ce n'est que par but d'intérêt. On leur donne du calmant, et une fois qu'ils sont dans les presbytères, ils sont absolument maîtres de leurs actions. Au lieu de continuer à prendre du calmant, ils prennent au contraire de l'excitant, et les effets, comme de raison, ne sont pas les mêmes et ils ne produisent pas non plus les mêmes résultats. Une fois qu'ils ont tout leur nécessaire, ils sont comme de petits enfants, la joie leur vient du ventre. La fierté, l'ambition s'en emparent, et ils s'abandonnent souvent à leurs passions favorites. Au lieu d'édifier les peuples ils les scandalisent. Enfin je finis cet article en pensant que je n'espère pas, par ce petit travail, attirer vers moi la haine des honnêtes prêtres, parce que je n'écris que la vérité et je n'aime pas l'injustice ; je ne puis la supporter, ni ses auteurs.

Telle est ma manière de penser, et je n'y dérogerai jamais. Au surplus nous avons le droit de nous plaindre d'eux, puisque nous sommes au nombre de leurs victimes.

Ce 12 avril 1872.

LAINÉ DE NÉEL.

(Extrait de mes manuscrits).

———

Nota. — Une dame qui était la bonne du gouverneur des impératrices Joséphine et Marie-Louise, épousa le cocher de son maître. Après la mort de son maître, cette dame vint habiter dans cette commune, qui était le lieu de naissance de son mari, et cette dame demeurait dans notre village. Elle venait presque journellement voir notre bonne mère et toutes deux parlaient de leur ancien temps, de leur connaissance, du temps présent, quelquefois de la religion et surtout des chefs du séminaire de Bayeux qui avaient ravi la fortune laquelle venait de droit à notre mère, et quelquefois j'y mêlais mon mot. La parisienne me disait : Monsieur Arsène, j'ai toujours entendu dire à Monsieur, qui ne voyait que le grand monde, que la religion était un manteau qui cachait bien des vices. Cette dame a survécu à notre mère. D'elle et de son mari nous n'avons que des louanges à en faire, car c'étaient de très honnêtes gens.

PREUVE ÉVIDENTE QUE J'AI TOUJOURS ÉTÉ POUR LA MAISON DE FRANCE.

—

Je commence par faire connaître que j'ai une médaille en plomb représentant feu Monseigneur le duc de Berry en uniforme de colonel de cavalerie, avec les insignes de son grade et de prince. On lit autour : Charles-Ferdinand, duc de Berry, et de l'autre côté on y lit : il est mort frappé d'un coup de poignard le 14 février 1820, le bon et infortuné prince dont la France pleure la triste destinée.

J'ai trois autres médailles fondues d'une matière vernie en noir et fragile, autour de la première on lit : Madame Caroline Ferdinande-Louise, duchesse de Berry ; autour de la deuxième on y lit : Mademoiselle Louise-Marie-Thérèse ; la troisième représentait le duc de Bordeaux ; elle est perdue. Elles ont été faites en 1827. J'ai aussi un portrait du comte de Chambord dans un beau cadre d'or, représentant le prince en habit de bourgeois, il était encore jeune, car il n'a ni barbe ni moustache. J'ai un autre petit portrait sur papier à fleur qui représente une broderie à jour, et sur le haut trois fleurs de lys forment une couronne ; le prince est représenté en uniforme de colonel de cuirassiers ; sur sa tête on lit : Tout pour la France et par la France. Cette image était faite pour mettre dans son livre de messe, et moi je l'ai faite encadrer. J'ai une petite médaille en cuivre qui représente le comte de Chambord ; de l'autre côté une fleur de lys, au milieu et autour on y lit : c'est un principe !

Voyez ce que je dis des tableaux représentant la famille royale de France, qui sont dans ma chambre à coucher, dans un livre qui est à l'imprimerie, intitulé : Souvenir d'une illustre victime, (le duc de Berry) ouvrage que je dédie aux fils de cette victime.

J'ai encore six médailles en cuivre, deux de Louis XIV, une de Louis XV et deux de l'infortuné et malheureux Louis XVI, victime de la première révolution.

J'espère qu'en voilà assez pour prouver que je suis le type de la fidélité française.

———

Je signale ici que si l'Europe est finie pour les souverains elle sera républicaine et les Républiques s'établiront donc enfin sur les ruines des monarchies de tous ces despotes. Je prévois aussi que la force des révolutions tombera dans un état déplorable. Elle est maintenant en démence et en décadence, et un jour viendra, il n'est pas dit qu'elle soit subjuguée, où elle subira à son tour le sort de ses devancières, et elle se trouvera repeuplée par un peuple nouveau sorti comme un torrent envahisseur des régions lointaines et elle subira donc le sort des anciens peuples qui ont été remplacés les uns après les autres ; ce qui serait le résultat de son moral et de ses révolutions. Il est certain que plus le monde va plus il se gâte encore, et ce sang qui s'est gâté depuis des siècles, un jour à venir les générations auront peu d'existence à en juger par leur moralité si elle n'y apporte pas de changement. Ce chétif peuple ne pourra vaincre un peuple nouveau, et il sera donc vaincu. Voilà le sort que tous les peuples de l'antiquité ont subi, et le même sort est réservé aux peuples actuels. Voilà ce qui doit leur arriver, à moins que notre Créateur ait mis un temps à son ouvrage et que nous n'en connaissions pas la fin.

Par cette brochure, je cherche à dévoiler l'avenir, heureux si mes efforts se sont rencontrés dans les mêmes voies que les desseins de la Providence, pour le bonheur et le salut des peuples. L'avenir est dévoilé par Arsène Laîné, du village de Lozier.

Ce 15 Novembre 1881.

Du 21 août au 20 septembre inclusivement, projet de quarantaine, de vœux et de prières à Saint-Michel, pour le bonheur et le salut de la France.

—

St-Michel, dont le nom Michael, qui est semblable à Dieu, devient le mot de ralliement de l'armée des anges fidèles, priez pour nous.

St-Michel, porte-étendard de la très Ste-Trinité, priez pour nous.

St-Michel, prince de l'armée céleste, priez pour nous.

St-Michel, jadis l'honneur et l'appui du royaume de France, protégez-nous.

St-Michel, force des combattants sous l'étendard de la croix, touchez-nous, fortifiez-nous.

St-Rémi, premier pasteur de nos rois, priez pour nous.

St-Louis, roi de France, priez pour nous.

Ste-Géneviève, patronne de Paris, priez pour nous.

St-Henri, priez pour nous.

De tout péché, par votre archange St-Michel, délivrez-nous, Seigneur.

Des pièges de ses ennemis, délivrez le Seigneur.

Que rappelé par le vœu national, règne partout le lieu de la religion pour la gloire et la prospérité de tous le peuple français.

Qu'il marche toujours sur les traces des saints, ses aïeux, par votre archange St-Michel, nous le demandons, Seigneur.

Dieu tout-puissant, écoutez-nous.

Jésus, sauveur du monde, exaucez-nous.

Le Seigneur a commis son archange pour le garder et pour le conduire dans toutes ses voies.

Seigneur, ordonnez à votre archange de le couvrir de ses ailes et d'être son guide.

———

PRIÈRE

Grand St-Michel, puisse le ciel accroître le nombre de vos fidèles serviteurs et les combler de ses plus douces bénédictions, que notre Seigneur Jésus-Christ répande de plus dans son église un instinct d'amour, vos excellentes perfections, que votre nom soit grand dans toutes les nations, qu'il soit célébré d'un bout du monde à l'autre, bénissez la France et sauvez-nous, secourez-nous, secourez ce jeune prince, environnez-le de votre protection, revêtez-le de votre sagesse et de la force divine victorieuse du dragon qui séduit l'univers afin que, triomphant par la grâce céleste des obstacles qui s'opposent à son retour, il triomphe aussi des ennemis de Dieu et fasse régner la justice et la paix. Ainsi soit-il.

Pater ave.

Vimoutiers, imp. de Grigy.

Cette pièce d'écriture est de la main de feu ma chère mère, décédée le 14 mai 1856 et comme elle était bonne royale, je l'ai trouvée dans son secrétaire et je la publie.

Ce 20 Janvier 1881.

DE NEEL

ORIGINE

DE PLUSIEURS PEUPLES SORTIS DU FOND DU NORD, QUI ONT DÉBORDÉ EN EUROPE ET EN ONT FAIT LA CONQUÊTE DANS LE COURANT DU V° SIÈCLE.

Amis lecteurs, je vous dirai que ce fut dans ce siècle qui est arrivé le plus étonnant événement qui a fait admirer les desseins de la Providence et déconcerter tout à fait la raison humaine. L'Italie, les Gaules, l'Espagne et Rome même, devinrent la proie des barbares ; et avant que ce siècle soit fini, l'Europe entière, à la réserve de la Grèce, était soumise à des peuples sortis du fond du nord, le nom de la plupart d'entre eux n'était pas connu au siècle précédent. C'est d'eux que descendent tous les grands princes qui gouvernent l'Europe avec tant de gloire et d'éclat, (Napoléon 1er et Napoléon III pour un moment ont éclipsé leur gloire !) et je prévois qu'ils auront tôt ou tard le sort de ces deux empereurs, tous ces souverains qui ont des cours si brillantes, si polies et si galantes. Mais nous dirons à la gloire de la France que, du temps qu'elle avait ses rois à la cour, celle-ci a toujours été la plus brillante, dont la politesse et les agréments surpassaient non-seulement les autres cours, mais encore ce que Rome offrait de charmant dant le siècle d'Auguste. En un mot, la civilisation et la galanterie françaises surpassaient tout. La France est encore aujourd'hui à la tête de toutes les autres nations. Vive ma patrie, honneur et gloire à mon pays, et un jour à venir il sera le plus heureux, et les dames françaises, ce sexe enchanteur, cet ornement de la nature et ce charme de la société, ce qui attire tous les regards, sont encore aujourd'hui les plus aimables, les plus galantes, et les plus spirituelles, elles ont une démarche et une tournure beaucoup plus aimables que celles des dames étrangères. Elles sont surtout bien plus aimables en société.

Amis lecteurs, attention, nous allons avoir à fair le tableau de ce qu'étaient non-seulement au V⁰ siècle, mais dès le III⁰ et le IV⁰. Nous commencerons par vous les faire connaître dans leur berceau, c'est-à-dire dans les pays du nord, d'où ils sont sortis pour se répandre dans le centre et dans les parties méridionales de l'Europe, pour ne pas entrer dans une trop longue énumération de tous ces peuples barbares qui, d'ailleurs, originairement, se ressemblaient tous, et se sont tous refondus les uns dans les autres, nous bornerons notre galerie à six, savoir : les Goths qui, divisés en Ostrogoths et en Wisigoths, étaient des barbares qui ont fait le plus de bruit, et ont étendu le plus loin leur domination ; les Vandales, les Lombards et les Huns ou Celtes.

Premièrement, les Goths, sortis originairement des pays du nord, voisins de l'embouchure de la Vistule, chassés par d'autres peuples, en devenant trop nombreux, remontèrent ce fleuve jusqu'à son embouchure, et enfin, traversant les monts Krapathes, ils s'avancèrent dans ce qui forme aujourd'hui la Hongrie et jusque sur les bords du Danube. C'est là que les Romains commencèrent à parler d'eux, et c'est là que ces barbares s'étaient établis dans le III⁰ siècle, ils étaient déjà divisés en Ostrogoths, Wisigoths et Gespides ; ces derniers furent bientôt détruits, mais les deux autres formèrent dans la suite deux grands empires. Les Ostrogoths régnèrent en Italie, et leur domination finit au VI⁰ siècle. Celle des Wisigoths dura en Espagne jusqu'au VIII⁰ siècle. Les premiers Goths étaient des gens d'une taille élevée et d'une force extraordinaire, ils avaient l'air féroce, ne parlaient qu'une langue barbare et inconnue dans l'empire romain, et n'avaient pas même l'usage de l'écriture. Accoutumés au froid le plus rigoureux, ils n'étaient presque pas vêtus. Cependant ces peuples, dans l'état où je viens de les dépeindre, fournirent un empereur à Rome, dès le III° siècle. L'histoire en est bien singulière, ce personnage, connu sous le nom de Maximin, se décora, quand il fut empereur, des noms magnifiques de Caius-Julius-Vernus-Maximinus. Il était né sur les bords du Danube, et avait gardé les troupeaux ; aucune bête féroce ne lui résistait ; bientôt il se rendit aussi redoutable aux voleurs qu'aux loups et aux ours, en assomant les brigands et il se concilia leur estime ; il se signala si bien dans cette qualité que les jeunes gens romains trouvèrent qu'il était dans leur intérêt d'en faire un officier dans leurs troupes. La légion dans laquelle il servait s'étant trouvée de garde auprès de l'empereur Sévère lorsque celui-ci, à l'occasion de la naissance de son fils, faisait célébrer des jeux dont la lutte faisait partie. Il s'offrit à lutter contre tous ceux qui voudraient avoir affaire à lui. Mais comme il avait huit pieds de haut et était d'âge à pouvoir encore grandir, il effraya tout le monde et l'Empereur même ne voulut pas permettre qu'il combattît contre les goujats et les vivandiers de l'armée pour ne pas compromettre avec lui des généraux et des officiers considérables. La précaution était bonne, car Maximin assomma à coups de poingt, sans reprendre haleine, plus de cent chartiers ou gens de cette espèce, qui, à cette époque, n'étaient pas bien importants, mais qui étaient très forts et très vigoureux. Cet exploit et plusieurs autres de la même force firent tant d'honneur à Maximin, qu'il parvint successivement aux grades les plus élevés de la milice. Il fut ami du cruel Caroulla ; il méprisa Macrain, son indigne successeur, revint se mettre à la tête des armées de Liogabale, et il eut toute autorité militaire sous ce faible prêtre du soleil. c'est-à-dire que c'était la religion du soleil ; il adorait cet astre comme étant un être supérieur. Pendant tout le temps que régna Alexandre Sévère, il tremblait, et enfin celui-là ayant été tué par ses propres soldats, Maximin fut élevé sur le trône. Il n'avait cependant d'autres mérites que la force et le goût de tuer les gens.

Quand il eut le pouvoir le plus étendu, il en usa sans modération et sans justice. Son règne qui dura quatre ans fut celui d'un cruel tiran, il fit un massacre continuel et fit éprouver, entr'autres aux chrétiens, la plus violente persécution. Enfin il fut tué par ses soldats, et ceux qui firent son panégirique après sa mort, purent, du moins, le louer d'avoir eu, sans exagération, d'avoir eu une force et un appétit prodigieux, car il mangeait quarante livres de viande par jour et buvait huit cruches de vin quand il ne faisait pas d'excès : il assommait un cheval d'un coup de poingt, écrasait des pierres avec ses doigts, et fendait des arbres avec ses mains.

Les Goths du III⁰ siècle ne pouvaient produire des héros que de cette espèce, mais bientôt ils se policèrent un peu plus au IV⁰ siècle. Les Romains les établirent, et ce fut là qu'ils eurent de grands démêlés et des guerres avec l'empereur Théodose, qui les arrêta cependant, pendant tout le cours de son règne, et les empêcha, du moins, de passer en occident. Ils avaient déjà reçu la connaissance de la religion chrétienne et celle de l'art de l'écriture, par un évêque nommo Ulphilasais Honorius, fils de Théodose ; ils passèrent en Italie et Alaric, leur roi, prit la ville de Rome, les richesses dont ils s'emparèrent sans les rendre plus justes, plus humains ni plus honnêtes ; ils donnèrent l'idée d'une fausse politesse, et se partagèrent en Wisigoths et en Ostrogoths. Ils devinrent bientôt maîtres des plus beaux pays de l'Europe : l'Italie, l'Espagne, et les provinces méridionales de la France. Théodoric, qui commença à régner à la fin du V⁰ siècle, ne mourut qu'au VI⁰. Sa cour offrait un mélange singulier et très curieux de luxe et de barbarie.

Les Vandalés tiraient leur origine du même pays que les Goths ; ils avaient à peu près les mêmes défauts qu'eux. Ils s'approchèrent de l'empire romain et y en-

trèrent par différents côtés, mais ce n'est pas dans
cette partie de l'Europe qu'ils eurent le plus grand
succès. Ils pénétrèrent par la Gaule en Espagne, et
ayant été poursuivis par les Goths, ils passèrent en
Afrique où ils établirent une monarchie assez longtemps, jusqu'au VI⁰ siècle. De sauvages et tout à fait
barbares qu'ils étaient, ils devinrent, comme les Goths,
plus polis, tout en conservant cependant un caractère
de cruauté, dont ils donnèrent de-terribles preuves.
Gonseric, le plus illustre de leurs rois, en a fourni de
terribles exemples qui font frémir. Comme ils étaient
ariens, ils firent souffrir des persécutions aux catho-
liques encore plus sanglantes que celles des empereurs
contre les chrétiens.

———

Les Lombards avaient encore la même origine ; mais
ce fut de la Germanie (à présent l'Allemagne) qu'ils
passèrent en Italie, seulement au VI⁰. siècle. Ces barbares, distingués des autres parce qu'ils avaient une
longue barbe et portaient une espèce de pique à fer
large et tranchant, que l'on appelait lombarde, donnèrent le nom de hallebarde à ces piques. La province
de Lombardie a conservé leur nom. Leur empire ne fut
détruit par Charlemagne qu'à la fin du VIII⁰ siècle.

———

Les Francs et les Bourguignons, sortis également
de la Germanie, ont soumis la Gaule, autrefois peu-
plée par les Celtes et les barbares, qui avaient eu le temps
d'être policés par les Romains depuis la conquête de
Jules César. Aussi quand les Francs entrèrent dans les
Gaules trouvèrent-ils que tout y était presque romain,
car il y avait quatre siècles qu'elles étaient soumises à
l'aigle romaine et au moins autant de siècles de chris-
tianisme, et l'influence du beau sexe avait opéré ce
changement. Il a fallu à peu près autant de temps aux
Francs pour que les mêmes causes produisent les
mêmes effets ; encore n'ont-ils jamais été complets jus-

qu'à ce qu'enfin après un long espace de temps la
France soit devenue, vous en conviendrez, amis lecteurs, le pays où l'urbanité romaine a le plus générale-
ment repris ses droits. Elle a été la plus généreuse
des nations, et malgré les traîtres qui l'ont vendue, elle
a été et elle est encore la première des nations du
monde !

Les Allemands et les Saxons étaient des barbares
qui ont le plus longtemps conservé leur vieille impoli-
tesse, s'étant tenus enfermés au milieu de leurs marais
et de leurs forêts. Les Romains et les anciens barbares
plus civilisés, se sont contentés pendant longtemps de
les renvoyer quand ils s'en écartaient. Enfin Charlemagne les a forcés dans leurs forêts et ce n'est qu'avec
peine qu'il les a rendus chrétiens et polis. Mais celui
de tous ces peuples qui a le plus attiré l'attention, dans
le siècle où je parle, c'est le peuple des Huns, ou pour
mieux dire, la horde qui fit trembler l'Europe avec tant
de raison au Ve siècle. Leur figure était si terrible,
leur physionomie si hideuse et si épouvantable, qu'il ne
faut pas s'étonner du bruit qui a couru, qu'ils tiraient
leur origine de certains sorciers qui avaient eu du commerce avec les démons. Leur taille n'était pas haute,
mais ils n'étaient pas pour cela moins forts et moins
endurcis aux fatigues. Ils n'avaient pour toute langue
que des cris aigus et des sons mal articulés et aucune
connaissance de l'écriture. Aussi, quand ils voulurent
se policer, adoptèrent-ils la langue et les caractères des
peuples qu'ils conquirent. Ils habitaient sous des tentes,
et vivaient de lait de jument, de chair et de sang de
cheval. Le terrible Attila, avec l'air et la férocité de sa
nation, avait l'âme grande, était capable de vastes projets, et avait même une sorte de politique. Il prétendait
être possesseur d'une épée consacrée à Mars. Elle fit
trembler longtemps la Gaule et l'Italie. Enfin il mourut
dans une débauche ; ses sujets et ses enfants ne sou-
tinrent pas sa gloire ; dès que leur férocité commença

à s'adoucir, ils perdirent tous leurs avantages et furent bientôt confondus avec tant d'autres nations. Je vais terminer cette article, amis lecteurs, en vous faisant connaître la cour de Théodoric, ce roi goth, le second des princes barbares qui remplacèrent, à la fin du V° siècle, les empereurs d'occident. Il était encore né sur les bords du Danube. Son père, Théodorin, avait fait la guerre au terrible Attila, et il marcha avec des troupes aguerries contre Odoacre Hérulle qui s'était rendu maître de l'Italie, après avoir éteint, ou du moins suspendu, le titre d'empereur d'occident. Il le vainquit et régna pendant trente-sept ans en paix sur l'Italie, ayant fait alliance avec tous les princes et rois barbares qui pouvaient troubler la douceur de son règne. Les Grecs et les Romains étaient trop faibles pour l'inquiéter.

Voilà le sort que d'autres barbares feront subir à l'Europe si elle continue à se révolutionner. D'abord les révolutionnaires ne cesseront pas qu'ils n'aient renversé tous les souverains afin d'établir sur les ruines de toutes ces monarchies leurs républiques. Il n'y a plus d'honnêtes gens, l'honnêteté publique a disparu.

Je termine cet ouvrage en disant qu'en créant l'homme Dieu le doua d'une âme (essence de sa divinité) pour sentir, comprendre et agir, et il le mit à sa naissance sous l'influence des corps célestes qui y ont présidé, de manière que sa vie en dépende, et elle est bonne ou mauvaise d'après l'heure des planètes, qui ont présidé à sa naissance, telle a été la volonté du Créateur ; de manière qu'en venant au monde on apporte sa destinée, de sorte que ce qui nous arrive est décidé dès le moment où nous paraissons sur cette terre. Telle a été l'idée du Créateur qui a placé le genre humain sous l'influence des corps célestes qui meuvent dans cet espace infini qu'on appelle le ciel. Ainsi, quand il nous arrive du bien, tant mieux, et si c'est le contraire, tant pis. En toute chose il faut se résigner à la volonté de son Créateur. Nous ajouterons aussi que si l'enfant vient au monde sous l'influence d'une bonne planète, avec celui d'un bon signe favorable, il sera heureux.

Voici les planètes qui ont leur jour propre dans le courant de la semaine : le soleil pour le dimanche, (c'est lui qui est le bienfaiteur et le conservateur du genre humain, sans cet astre, tout rentrerait dans le néant.) la lune pour le lundi, Mars pour le mardi, Mercure pour le mercredi, Jupiter pour le Jeudi, Venus pour le vendredi, et Saturne pour le samedi ; cette planète est très mauvaise par son influence sur la naissance d'un enfant, à moins que son influence soit modifiée par celle d'une bonne planète ; et encore l'être qui sera venu sous son influence sa vie sera bien agitée. Telle a été la volonté de la chose incrée.

P. S. — Le monde actuel n'a plus de délicatesse ; il n'est plus comme celui d'avant les fatales journées de 1830, car il n'a, j'ose le dire, aucun bon principe ; il n'a plus même l'amour de son prochain, tout pourrait bien dire à le voir, ma foi, qu'il n'a aucune unanimité, et il n'a donc pour partage que tendance à la coquinerie et à la rapacité. Avec cela l'ivrognerie est presque unie à ces deux choses (dans ce monde démoralisé qui marche à grands pas vers des choses extraordinaires) dans le monde chez les deux sexes. Je ne parle pas de la toilette, cela fait pitié, car la toilette d'à présent est très ridicule chez nos dames. A les voir comme elles sont habillées, elles ressemblent à des bâtons pouillés. Si par malheur elles faisaient un faux pas et venaient à tomber, je pense qu'elles auraient de la peine à se relever.

DE NÉEL

RÉFLEXION PROPHÉTIQUE DE L'AUTEUR
SUR LE BÉNÉFICE DE LA VENTE DE SES OUVRAGES ET SUR
L'AVENIR DE LA FRANCE ET DE L'EUROPE.

Amis lecteurs, je vous dirai que le bénéfice de la vente de mes ouvrages est destiné pour servir à l'utilité de l'auteur et à ce qu'il a de plus cher au monde puisque l'iniquité et la perfidie d'hommes rapaces les ont réduits sans fortune, et à ce sujet je fais appel, quand il sera au pouvoir, au génie qui doit présider aux destinées futures de la France, de l'Europe, et enfin du monde, et qui doit être aussi, comme l'Empereur Charlemagne, le fléau de l'idolâtrie et le restaurateur du bonheur et de la foi. Il doit aussi, pour un temps, mettre un frein à l'élan, oui, à l'élan révolutionnaire et destructeur. Car heure ou tard les révolutionnaires renverseront tous les trônes, et les souverains pourront fort bien dire leur *mea culpa*. Les peuples devront bien lui en marquer leur reconnaissance, et la Providence qui le placera sur le premier trône du monde ne manquera pas de lui tenir compte des services éminents qu'il rendra à la société des peuples ébranlés par sa démoralisation et qui ont foulé aux pieds la foi, la probité, et qui se sont écartés de la religion et des principes de leurs pères pour marcher dans les sentiers de l'iniquité qui conduisent ordinairement les peuples à l'élan révolutionnaire et surtout destructeur.

Enfin, à ce sujet, je consacre ma faible plume pour tâcher, s'il est encore possible, de faire connaître la vérité aux peuples pour les faire éviter de tomber dans un abîme, et pour les ramener vers la route qui conduit le monde au bonheur, à la tranquillité et surtout à la paix du cœur.

Voilà, amis lecteurs, mon désir ; puisse-t-il un jour et bientôt être couronné d'un plein succès.

Ce 20 Avril 1881.

Copie conforme à l'original ce 29 janvier 1882.

ARSÈNE DE NÉEL
**Tout dévoué pour le bonheur de sa patrie
et des peuples.**

FIN DES PROPHÉTIES ET AUTRES FAITS HISTORIQUES.

Nota. — Fatalité de l'auteur pour cause de son opinion. Le dix-sept juin mil huit cent soixante-treize, hélas ! toujours pour cette cause d'avoir colporté une brochure par laquelle il réclamait Monsieur le comte de Chambord, en vérité, l'unique et le seul, j'ose le dire, (si la République ne peut pas pour le moment s'établir) qui puisse faire le bonheur de la France et de son peuple. Inutile de dire les peines que j'ai éprouvées à cette époque. En mille huit cent soixante-quatorze j'ai fait paraître cette brochure afin de la faire connaître. En vérité c'est pour moi un combat journalier en défendant comme je le fais la cause de la légitimité. Depuis 1830 j'en ai, ma foi, bien enduré. En attendant que mes peines finissent, vive la France, ma patrie, et son peuple.

Je rapporte ici que le général en chef de l'organisation de Madame la duchesse de Berry, en 1842, était le sieur Adjutor du Bisson, et feu mon frère Eugène était son premier aide de camp avec le titre de lieutenant-colonel, le prince de Montmorency était le second, tel que je l'ai publié. Comme M. Du Bisson avait plusieurs noms, il en avait changé, d'après ce que je lis dans le Bonhomme Normand du 9 décembre 1871. Il rapporte dans ses colonnes qu'en apprenant la triple exécution de Satory, les membres de la commune, réfugiés à Londres, avaient organisé une promenade funèbre, drapeau rouge en tête. Parmi les exécutants se voyait l'ex-comte Raoul du Bisson, ex-légitimiste, ex-bonapartiste, ex-général d'Abyssinie, l'un de ceux qui ont commandé le feu place Vendôme. Nos lecteurs se rappellent sans doute de Raoul du Bisson, qui a longtemps habité à Caen, où résident encore plusieurs membres de sa famille. Moi j'ajoute que l'un d'eux est conseiller à la cour d'appel de cette ville.

ARSÈNE DE NÉEL

www.ingramcontent.com/pod-product-compliance
Lightning Source LLC
Chambersburg PA
CBHW030931220326
41521CB00039B/2141